Hilf Dir selbst!

Schlafstörungen, Streß, Nervosität

Dr. med. Ulf Böhmig

Schlafstörungen, Streß, Nervosität

Wirksame Hilfe durch Heilpflanzen, Akupressur, spezielle Ernährung, autogenes Training, Yoga und vieles mehr

Seehamer Verlag

Meiner lieben Mutter gewidmet

Genehmigte Lizenzausgabe 1998
für Seehamer Verlag GmbH, Weyarn

Gestaltung: Impressum GmbH, Dachau
Illustrationen: Kurt Paul
Umschlaggestaltung: Bine Cordes, Weyarn
Umschlagabbildung: Bavaria Bildagentur, Gauting
Printed in Austria
ISBN 3-932131-72-X

Inhaltsverzeichnis

Vorwort

Dieses Buch beschäftigt sich mit naturnahen Methoden zur Behandlung nervöser Störungen: mit Streßüberempfindlichkeit, Reizbarkeit, Tagesmüdigkeit, Arbeitsunlust, Schlaflosigkeit und den vielen anderen Erscheinungen, deren Verursacher häufig „die Nerven“ sind. Im Aufbau gliedert es sich in vier Teile:

Im ersten Teil werden die Möglichkeiten, die sich zur Behandlung nervöser Störungen aus dem chinesischen Akupunktur-/**Akupressur**-System ergeben, vorgestellt:

- Aktuell wirksame Punkte, die mit Hilfe von Druckmassage aufkeimende Beklemmungen verschiedener Art bereits im Ansatz ersticken können.
- Basiskombinationen, die aus Punktesystemen bestehen und die sich für eine Dauerbehandlung, wie die Erfahrung gezeigt hat, ganz hervorragend eignen. Die Wirkung jeder Basiskombination ist hier so beschrieben, daß der Leser möglichst zielsicher die für seine Störung passende findet. Alle Basiskombinationen entwickeln eine erfreuliche Wirkung auch bei Entzugsproblemen, sind also gerade heute von nicht zu unterschätzendem Wert. Die einzelnen Basiskombinationen ähneln einander oder unterscheiden sich voneinander ebenso, wie die häufigen Formen nervöser Störungen einander ähnlich oder unähnlich sind.
- Zusatzprogramme entsprechen jeweils einer gesonderten Symptomatik, wie sie sich häufig auf den allgemeinen Typus nervöser Störungen aufpfropft, oft aber auch für sich allein vorkommt: Konzentrationsschwäche, Lebensunlust, Impotenz und andere Brennpunkte sind hier beschrieben. Diese Zusatzprogramme wird man dementsprechend häufig mit dem gewählten Basisprogramm verbinden, man kann sie aber auch für sich allein nutzen.

Der zweite Teil behandelt die **Ernährung**. Es wird der Gedankengang des griechischen Arztes Hippokrates aufgegriffen, daß Fehlernährung, bevor sie sich in körperlichen Symptomen auswirkt, nervöse Störungen verursacht. Das wird am Beispiel gut bekannter Mangelernährungsepidemien der Neuzeit erläutert und bestätigt.

Neben den allgemeinen Grundsätzen für richtige Ernährungsweise ist hier die Trennkost nach Hay gesondert beschrieben. Das liegt einzig daran, daß der Verfasser seit vielen Jahren gewohnt ist, seine Patienten über persönliche Erfahrungen und Erfolge mit verschiedenen angepriesenen Kostformen gegen nervöse Störungen zu befragen. Und hier hat die Trennkost nach Hay besonders gut abgeschnitten.

Das gesammelte Volksgut kennt natürlich wachsende Nahrungsmittel, die bei nervösen Störungen die jeweils erwünschte Wirkung, dämpfend oder anregend, entwickeln: eine Art therapeutischer Effekt, unabhängig vom sättigenden Wert des Nahrungsmittels. Auch darauf wird in diesem Kapitel eingegangen.

Im dritten Teil – **Heilkräuter** gegen Schlafstörungen, Streß und Nervosität – ist dem Umstand besondere Aufmerksamkeit gewidmet, daß jedes Heilkraut seine eigene Leitsymptomatik besitzt. Diese soll anleiten, welche Pflanze bei welchen Beschwerden die richtige ist. Das ist wichtig, um keine Enttäuschungen zu erleben. So gibt es solche, die dann besonders wirken, wenn die Beschwerden in bestimmter Weise mehr psychisch getönt sind. Andere wiederum wirken vorwiegend bei Entgleisungen des Vegetativums; wieder andere, wenn Angst im Vordergrund steht. So ist gerade bei den Heilkräutern die richtige Wahl der sicherste Garant für den Erfolg. Die beschriebenen Heilkräuter sind alle sogenannte *Mite-Phytotherapeutica.* Das heißt in erster Linie, daß sie nebenwirkungsfrei sind. Auch in dem Sinn, daß sie verordnete sonstige Medikamente in ihrer Wirkung nicht stören.

Im abschließenden Teil sind drei Techniken zur **Bewußtheitsbildung** nebeneinandergestellt:

- Die bewußte Autosuggestion nach Coué,
- das autogene Training nach Schultz und
- Yoga.

Jede dieser Techniken hat schon sehr vielen Menschen geholfen. Bei der Beschreibung der Methoden wurde in erster Linie darauf Wert gelegt, daß der Leser erkennen kann, welche für ihn persönlich am ehesten geeignet ist. Meist wird hier ein instinktives Sympathiegefühl für diese oder jene Technik entscheidend sein. Jede Technik wirkt besonders dann, wenn man zu ihr ein Nahverhältnis entwickeln kann; es ist ähnlich wie im Verhältnis zum Arzt selbst.

Akupressur

Aktuell wirksame Punkte bei nervösen Störungen

Man kann diese Punkte auch **Bedarfspunkte** nennen, denn man verwendet sie dann, wenn Bedarf gegeben ist: bei unvermittelt auftretendem nervlichem oder psychischem Unbehagen, bei Verspannungszuständen, bei Phasen geistiger Leistungsschwäche, aber auch vor belastenden Situationen, welche eine erhöhte nervliche und psychische Spannkraft erfordern, etwa Prüfungen oder wichtige Besprechungen. Man kann die gegen nervöse und psychische Störungen wirksamen Punkte, was ihren Effekt anbetrifft, nicht so exakt definieren wie Punkte gegen körperliche Beschwerden. Das liegt in erster Linie daran, daß jeder sehr wohl unterscheiden kann, ob er etwa Zahn- oder Halsschmerzen hat: hier fällt die Wahl leicht, man nimmt entweder den Zahnschmerzpunkt am Zeigefingernagel oder aber den Halsschmerzpunkt am Daumennagel.

Die unterschiedlichen Formen psychischer und nervöser Störungen dagegen kann man aus der Eigenempfindung nicht so leicht voneinander trennen, denn sie sind nicht, wie so viele körperliche Schmerzen, punktuell und auf bestimmte Organe beschränkt. Psychische und nervöse Störungen erfassen den ganzen Menschen und sind durch allgemeines Unbehagen gekennzeichnet. Das kann von der leichten hemmenden Verspannung bis zum tiefsten, als persönlich empfundenen Angstgefühl gehen. Vom aktivierenden Lampenfieber bis zur völligen Reaktionsstarre.

Körperliche Schmerzen, wenn sie ein gewisses Maß – das Maß, bevor sie die Ich-Schranke durchdringen – nicht überschreiten, werden gespürt, erlebt; nervöse und psychische Störungen werden gelebt. Ich **habe** Schmerzen und ich kann auch sagen, wo. Aber: Ich **bin** ängstlich, ich **bin** gestreßt, ich **bin** nervös, und ich kann deshalb nicht sagen, wo, weil es **mich als Ganzes** erfaßt hat.

Im folgenden werden dreißig aktuell wirksame Punkte gegen nervöse und psychische Störungen besprochen. Kein Punkt ist in seiner Wirkung völlig gleich dem anderen, wenn auch die Unterschiede häufig nur Schattierungen eines Begriffes, wie „Reizbarkeit“ oder „Denkhemmung“ oder „Unruhe“ betreffen. Die Einordnung eines Punktes allein in solche Begriffe macht also Schwierigkeiten. Deshalb wurden diese Begriffe in der Beschreibung erweitert, um dem Leser eine bessere Treffsicherheit in der Auswahl des **richtigen** Punktes zu ermöglichen.

Die Massagetechnik

Die Punkte werden gewöhnlich mit der Fingerkuppe massiert, wobei man zunächst nur leichten Druck ausübt, sozusagen, um den Punkt „warmlaufen" zu lassen; man macht das am besten mit einer vibrierenden Bewegung. Nach 20 bis 30 Sekunden beginnt man kräftiger zu massieren.

Die meisten Punkte liegen über einem Knochen oder an einer Knochenkante, gelegentlich auch an einem Sehnenrand. Die Stellen sind immer druckschmerzhaft, und das ist oft ein Zeichen dafür, daß man an der richtigen Position ist. Man massiert, wenn man den Druck zu verstärken beginnt, bewußt an diesen Schmerzstellen gerade so fest, daß man den Schmerz als solchen spürt. Der Schmerz darf nicht zu unangenehm werden. Länger als 3 Minuten wird man keinen Punkt massieren. Man kann die Massage aber, bei Bedarf, im Laufe eines Tages des öfteren wiederholen.

Bei manchen Punkten ist der Fingernagel besser geeignet (Finger- und Zehenpunkte). Es gibt auch Akupressurstäbchen mit je einem runden und einem spitzen Ende. Sie stellen für den Hausgebrauch keinen wesentlichen Vorteil dar, erfordern auch mehr an Technik der Anwendung.

⌘ Die Punkte werden **stets beidseits** massiert, entweder gleichzeitig oder hintereinander.

Punkte im Verlauf des Kreislaufmeridians

Am Kreislaufmeridian liegen sieben für unsere Zwecke geeignete Punkte in fast gerader Linie: vom Ellbogen über die Beugeseite des Unterarms, die Handfläche bis zur Spitze des Mittelfingers.

Zu den Bezeichnungen der Punkte

3E	=	Meridian des Dreifachen Erwärmers
B	=	Blasenmeridian
Di	=	Dickdarmmeridian
Dü	=	Dünndarmmeridian
G	=	Gallenblasenmeridian
H	=	Herzmeridian
KG	=	Konzeptionsgefäß, ein unpaariger Meridian
KS	=	Kreislauf-(Sexualitäts-) Meridian
LG	=	Lenkergefäß, ein unpaariger Meridian
M	=	Magenmeridian
N	=	Nierenmeridian
Neu P	=	Neu gefundener Punkt
PaM	=	Punkt außerhalb der Meridiane

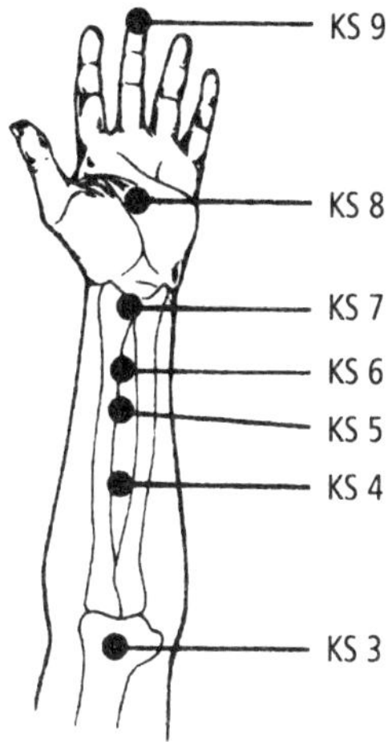

Die aktuell wirksamen Punkte des Kreislaufmeridians.
Die Ziffern 3–9 entsprechen der Reihenfolge der Punkte im Verlauf des Meridians.

Lampenfieber, Unruhe, Ängstlichkeit, nervliche und psychische Schwäche sind die Hauptanwendungsgebiete. Zusätzlich ist für diese Punkte die Wirksamkeit bei verschiedenen Arten von Herzbeschwerden typisch, welche bekanntlich nicht selten nervöser oder psychischer Ursache sind, im Sinne sogenannter *psychosomatischer* Geschehen.

◆ Der Punkt **KS 3** „Gewundener Teich“. Anwendungsgebiete: Lampenfieber, nervöses Zittern, besonders der Hände; Beklemmung des ganzen Brustkorbes mit dumpfem Herzklopfen. Lokalisation: In der Mitte der Ellbogenfalte. Wenn man den Arm beugt, tastet man deutlich die Sehne des Bizepsmuskels; an dessen Außenseite befindet sich der Punkt.

◆ Der Punkt **KS 4** „Grenztor“. Anwendungsgebiete: eher punktförmiger, bohrender Herzschmerz; Ängstlichkeit. Lokalisation: 1 Handbreit oberhalb der Handwurzelquerfalte, etwa Mitte der Unterarm-Innenseite.

◆ Der Punkt **KS 5** „Der Zwischengesandte“. Anwendungsgebiete: Allgemeine Unruhe mit Neigung zu Verspannungen; Herzklopfen, Herzjagen, unangenehm in den Magen ausstrahlend. Lokalisation: 3 1/2 Querfinger oberhalb der Handwurzelfalten.

◆ Der Punkt **KS 6** „Innengrenze“. Anwendungsgebiete: Allgemeine Unruhe mit dem Gefühl zu versagen, durchzudrehen; Herzklopfen und Herzjagen, schmerzhaft in den Magen ausstrahlend; Würgegefühl, Übelkeit, Erbrechen; Kitzelhusten. Dieser Punkt ist einer der „Hysteriepunkte", ein echter **Notfallpunkt**, den man verwendet, bevor man durchdreht, explodiert, erbricht, mit einem Hustenanfall das Konzert stört usw. Er hat aber auch in der Akupunktur insofern besondere Bedeutung, da er die Verbindung vom Kreislaufmeridian zum Meridian des „Dreifachen Erwärmers" herstellt – über eine Art kurzschließenden Querkanal. Dadurch ergeben sich *weitere Wirkungen*: Potenzsteigerung ebenso wie Beseitigung von Frigidität, besonders wenn die Störungen psychisch bedingt sind. Auch vorzeitiger Samenerguß kann über diesen Punkt behandelt werden. Der Punkt hat dementsprechend auch den Beinamen: „Regulierender Punkt des Kreislaufs mit breiter hormoneller und sexueller Wirkung". Lokalisation: 2 1/2 Querfinger oberhalb der Handwurzelquerfalten.

◆ Der Punkt **KS 7** „Großer Hügel". Anwendungsgebiete: Eingeschnürter Hals; Schreibkrampf, nervliches Schwächegefühl, diffuser Herzschmerz, Herzübelkeit. Der Punkt hat innerhalb des Meridians die besondere Stellung des „Quellpunktes". Man kann ihn zusätzlich zu jedem anderen Punkt des Meridians massieren und verstärkt dadurch dessen Wirkung. Lokalisation: In der Mitte zwischen den Handwurzelquerfalten.

◆ Der Punkt **KS 8** „Palast der Mühen". Anwendungsgebiete: Gefühl der psychischen Lähmung, Denkhemmung; dumpfer Kopf, Schädelbrummen wie nach Sonnenstich. Der Punkt ist auch beim echten Sonnenstich wirksam. Lokalisation: Krümmt man die Finger zur Faust, liegt der Punkt zwischen den Spitzen des 3. und 4. Fingers.

◆ Der Punkt **KS 9** „Mittlerer Angriffspunkt". Anwendungsgebiete: Gefühl des bevorstehenden Kreislaufzusammenbruchs; Ohrensausen, Schwindel; stechender Herzschmerz, auch nach Überanstrengung; bohrender Kopfschmerz. Der Punkt zählt zu den „Wiederbelebungspunkten" nach einem psychischen und körperlichen Schock. Lokalisation: An der Spitze des Mittelfingers; nach anderer Angabe am daumenseitigen Nagelfalzwinkel des Mittelfingers. Beide Stellen sind gleich wirksam.

Punkte im Verlauf des Herzmeridians

Auch am Herzmeridian sind es sieben von den insgesamt neun Punkten, die eine gute aktuelle Wirkung entfalten können. Sie liegen auf einer gedachten Linie von der Ellbogeninnenseite über die Innenkante der Beugeseite des Unterarms, wo in der Nähe des Handgelenks vier Punkte perlschnurartig aufgereiht sind, zur Handfläche, nahe der Handkante, und schließlich an die Kleinfingerspitze.

Die Wirkungen ähneln denen des Kreislaufmeridians, wobei allerdings das Psychische mehr betont ist. Auch hier ist das Herz das körperliche Bezugsorgan, wobei verschiedene Arten von Herzschmerzen im Vordergrund stehen.

◆ Der Punkt **H 3** „Geringes Meer". Anwendungsgebiete: Psychisches Mißbehagen, Nervosität, Konzentrationsschwäche, Initiativverlust; ziehender Herzschmerz, in den Arm ausstrahlend. Der Punkt trägt auch den Beinamen „Lebensfreude" und „psychischer Tonisierungspunkt". Damit ist seine überbrückende Wirkung bei seelischen Tiefs gemeint. Lokalisation: Beugt man den Ellbogen, entsteht eine Falte. Exakt am Ende dieser Falte an der Ellbogeninnenseite liegt der Punkt.

◆ Der Punkt **H 4** „Geisterweg". Anwendungsgebiete: Nervenschwäche und Schreckhaftigkeit; ziehender, in den Arm ausstrahlender Herzschmerz. Lokalisation: 2 Querfinger oberhalb der Handwurzelfalte an der Oberaußenkante des Ellenknochens.

◆ Der Punkt **H 5** „Verbindung mit dem Inneren". Anwendungsgebiete: Konzentrationsunfähigkeit, Gedächtnislücken (entfallene Namen), Gefühl des drohenden Nervenzusammenbruchs; ziehender Herzschmerz, in den Arm ausstrahlend. Der Punkt zählt zu den „Hysteriepunk-

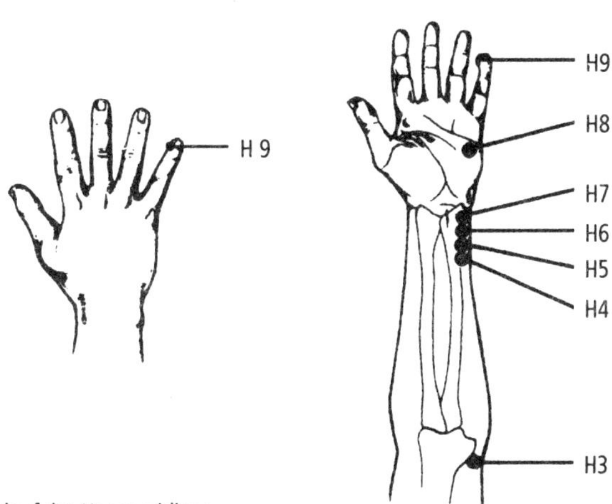

Punkte im Verlauf des Herzmeridians.

ten". Lokalisation: 1 1/2 Querfinger oberhalb der Handwurzelfalte an der Oberaußenkante des Ellenknochens.

◆ Der Punkt **H 6** „Yin-Grenze". Anwendungsgebiete: Nervöse Schweißausbrüche; unruhige Träume, schweißbedecktes Erwachen; Schmerzen in der Herzgegend. Lokalisation: 1/2 Querfinger oberhalb der Handwurzelfalte an der Oberaußenkante des Ellenknochens.

◆ Der Punkt **H 7** „Göttliches Tor". Anwendungsgebiete: Allgemeine Unruhe, Streßempfindlichkeit, Überreizbarkeit; Schlaflosigkeit, das Gefühl durchzudrehen; Herzklopfen. Der Punkt zählt zu den „Hysteriepunkten". Lokalisation: An der Handwurzelquerfalte unterhalb des Kleinfingerballens.

◆ Der Punkt **H 8** „Geringer Bezirk". Anwendungsgebiete: Schamhaftes Erröten, Hitzegefühl, Beklemmung, nervöses Hautjucken; Herzklopfen. Lokalisation: Ballt man die Finger zur Faust, liegt der Punkt an der Spitze des 5. Fingers.

◆ Der Punkt **H 9** „Geringer Angriffspunkt". Anwendungsgebiete: Lampenfieber, nervöse Verspannung, Beklemmungen; Brustkorbschmerzen; Kreislaufzusammenbruch. Wie Punkt KS 9 zählt auch dieser Punkt zu den „Wiederbelebungspunkten" nach psychischem und körperlichem Schock. Lokalisation: Am Nagelfalzwinkel der dem Daumen zugewandten Seite des Kleinfingers.

Punkte am Hand- und Unterarmrücken (Dickdarm- und Dünndarmmeridian)

Diese drei Punkte entfalten ihre Wirkung im nervösen Bereich, im psychischen Bereich, und sie fördern zusätzlich die intellektuelle Leistung.

Das körperliche Bezugsorgan ist der Kopf, vor allem der Punkt Di 4 gilt als einer der besten Schmerzpunkte.

◆ Der Punkt **Di 4** „Talbegegnung". Anwendungsgebiete: Allgemeine Nervenschwäche, Denkhemmung; Schmerzen in der oberen Körperhälfte (Kopf, Zahn, Hals, Brustkorb); rinnende Nase. Ein ausgeprägter Schmerzpunkt mit guter stabilisierender Wirkung auf Psyche und Vegetativum. Lokalisation: Wenn man Daumen und Zeigefinger gestreckt aneinanderpreßt, entsteht ein Muskelbauch. An dessen höchster Stelle befindet sich der Punkt.

◆ Der Punkt **Dü 5** „Sonnental". Anwendungsgebiete: Psychische Erschöpfungszustände und Schwindelzustände; Hals- und Kieferschmerzen. Lokalisation: Handrücken-Außenseite, am Ende der Handkante.

◆ Der Punkt **Dü 7** „Richtiges Glied". Anwendungsgebiete: Leistungsabfall und psychische Erschöpfungszustände; Kopf- und Nackenschmerzen, Migräne.

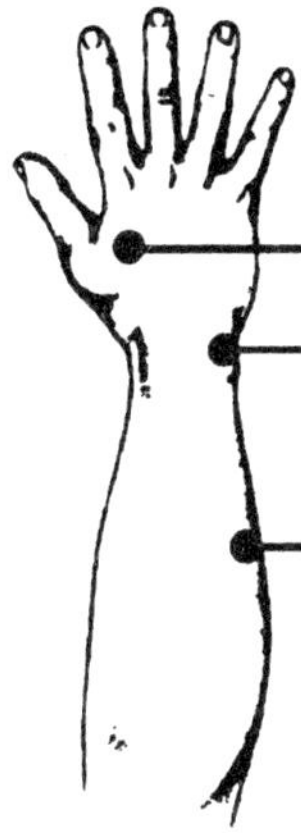

Punkte am Hand-, Unterarmrücken (Dickdarm- und Dünndarmmeridian).

Lokalisation: 1 Handbreit oberhalb der Handrückenquerfalte, an der Ellenknochen-Oberaußenkante.

Punkte im Bereich des Magenmeridians

Das sind fünf Punkte, von denen nur drei den klassischen Punkten des Magenmeridians entsprechen. Zwei der Punkte, der Punkt PaM 143 und der Neu-Punkt (Neu P) 78, wurden erst vor einigen Jahren entdeckt. Diese Punkte liegen an der Schienbeinaußenkante bzw. am äußeren Nagelfalzwinkel der zweiten Zehe.

Die Wirksamkeit reicht von Angstzuständen über nervöse und vegetative Beschwerden bis zur Hirnleistungsverbesserung. Körperliche Bezugsorgane sind in erster Linie die Verdauungsorgane, aber auch der Kopf.

◆ Der Punkt **M 36** „Drei Entfernungen“. Anwendungsgebiete: Lampenfieber, Prüfungsangst, Denkhemmung, Reizbarkeit; Magennervosität; schwere Beine; Magenkrämpfe, Blähungen. Der Punkt hat den Beinamen „Göttliche Gleichmut“. Er stimuliert den *Parasympathikus* (Beruhigungsnerv). Lokalisation: An der Schienbeinaußenkante im obersten Schienbeinabschnitt.
◆ Der Punkt **PaM 143** „Ebene der Fußmitte“. Anwendungsgebiete: Angstzustände, psychische Unsicherheit, und Reizbarkeit. Ein ausschließlich psychisch wirksamer Punkt. Lokalisation:

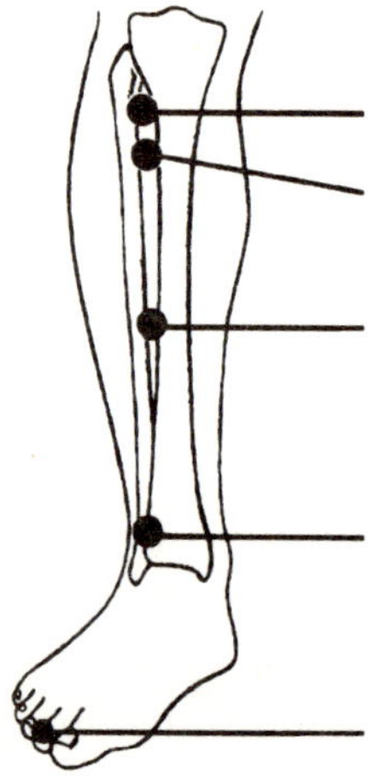

Punkte im Bereich des Magenmeridians.

An der Schienbeinaußenkante, 1 Querfinger unterhalb des Punktes M 36.

◆ Der Punkt **M 39** „Unterer Vorsprung". Anwendungsgebiete: Allgemeine Nervosität, vegetative Schwäche; Durchfälle, besonders nervöser Ursache. Lokalisation: An der Schienbeinaußenkante in Unterschenkelmitte.

◆ Der Punkt **Neu P 78** „Klarer Kopf". Anwendungsgebiete: Gedächtnisstörungen, Vergeßlichkeit; Morgenmüdigkeit, Schlafsucht; Schwäche, den Fuß zu heben. Lokalisation: An der Schienbeinaußenkante 2 Querfinger oberhalb des Sprunggelenks.

◆ Der Punkt **M 45** „Grausame Bezahlung". Anwendungsgebiete: Nervenschwäche, vegetative Beschwerden; nervöse Magen- und Darmkrämpfe; Kopfschmerzen. Lokalisation: Äußerer Nagelfalzwinkel der 2. Zehe.

Punkte im Bereich des Nierenmeridians

An der Fuß-Innenseite und der Innenhinterseite des Unterschenkels liegen vier für unsere Zwecke wertvolle Punkte des Nierenmeridians (ein fünfter liegt an der Fußsohle). Zusätzlich ist hier auch der Punkt PaM 143 gelegen.

Alle diese Punkte haben ausgeprägte Wirkung gegen nervöse und psychische Leiden, während körperliche Angriffspunkte in den Hintergrund treten. Wohl aber wirken sie teilweise hormonell regulierend. Die Punkte zählen zu den gut wirksamen *Neurasthenie*-(Allgemeine-Nervenschwäche-)Punkten.

◆ Der Punkt **N 3** „Großbecher". Anwendungsgebiete: Nervenschwäche, und Würgegefühl im Hals; nervlicher und psychischer Abfall während der Menstruation; Frigidität; Erschöpfungszustände. Lokalisation: Unterhalb des inneren Knöchels.

◆ Der Punkt **N 4** „Höchste Schlucht". Anwendungsgebiete: Nervenschwäche; nervlicher und psychischer Abfall während der Menstruation; Sehstörungen. Lokalisation: In der Mitte zwischen innerer Knöchelspitze und Achillessehne.

◆ Der Punkt **N 6** „Wasser-Quelle". Anwendungsgebiete: Nervenschwäche, nervöse Atemnot, Schlaflosigkeit; Verstopfung. Lokalisation: Hinter dem inneren Knöchel, nahe der Achillessehne.

◆ Der Punkt **PaM 149** „Den Befehl entgegennehmen". Anwendungsgebiete: Psychische Verkrampfung, Aufregungen. Lokalisation: Unterschenkel-Innenseite, 3 Querfinger oberhalb des Hinterrandes des inneren Knöchels.

◆ Der Punkt **N 9** „Deich-Bau". Anwendungsgebiete: Nervliche Verkrampfung, vegetative Erschöpfung. Lokalisation: 6 Querfinger oberhalb des Hinterrandes des inneren Knöchels.

Punkte an der Fußsohle

An der Fußsohle befindet sich der erste Punkt des Nierenmeridians, welcher eine besonders anregende Wirkung bei Erschöpfungszuständen hat. Er ist, wie alle Sohlenpunkte, nicht für jedermann leicht erreichbar. Wer keine Hilfsperson

Punkte im Bereich des Nierenmeridians.

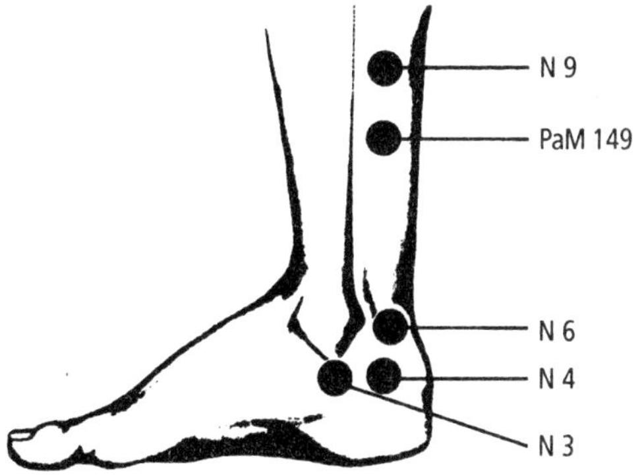

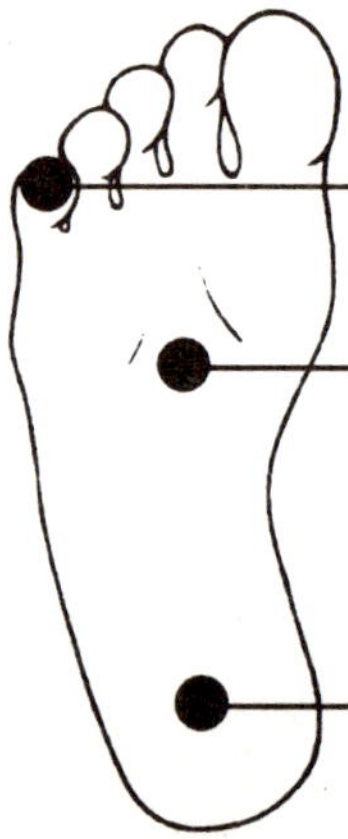

Punkte an der Fußsohle.

hat, kann auch einen kleinen Hartgummiball benutzen.

Zusätzlich befinden sich an der Fußsohle zwei weitere Punkte, die für die aktuelle Behandlung nervöser und psychischer Störungen von Interesse sind.

- Der Punkt **N 1** „Sprudelnde Quelle". Anwendungsgebiete: Nervliche sowie psychische Erschöpfung, Krampfzustände, Unentschlossenheit; Scheitelkopfschmerzen; Atemnot. Lokalisation: In der Vertiefung, die entsteht, wenn man die Zehen nach unten beugt.
- Der Punkt **PaM 134** „Schlaflosigkeit". Anwendungsgebiete: Schlaflosigkcit, Unruhe. Lokalisation: Auf der Fersenmitte.
- Der Punkt **PaM 135** „Kleinzehenspitze". Anwendungsgebiete: Schwindelgefühl, nervöser Spannungskopfschmerz. Der Punkt dient auch zur Erleichterung des Geburtsvorganges. Lokalisation: An der Spitze der Kleinzehe.

Die Basisprogramme

Während die aktuell wirksamen Akupressurpunkte bei nervösen Störungen ein Instrument für den Notfall darstellen, mit dem man, wenn man sich erst einmal darauf eingespielt und die richtigen Punkte gefunden hat, die vielen möglichen alltäglichen nervlichen und psychischen Belastungen gut in den Griff bekommen kann, sollen die nun folgenden Basisprogramme kontinuierliche Aufbauarbeit leisten. Sie entsprechen schon viel mehr dem eigentlichen Wesen der Akupunktur, welche verschiedene Punkte, die einander harmonisch ergänzen und verstärken können, in einem Arbeitsgang zusammenfaßt.

⌘ Hier werden nicht mehr allein typische Symptome erfaßt, sondern **Krankheitsbilder**.

Die Behandlungen verstehen sich als Langzeitbehandlungen. Die Kombinationen selbst entsprechen nicht unbedingt den besten Kombinationen, die man mit Nadeln durchführen kann, sondern jenen, die sich im Lauf von vielen Jahren als die besten für die tägliche Massage oder Bürstung mit bestimmten Ölen herausgestellt haben.

Hat man die für den persönlichen Bedarf richtige Kombination gewählt, darf man damit rechnen, daß sich nach sieben bis zehn Tagen eine zumindest spürbare Besserung des Zustandes, der nervlichen und psychischen Situation, eingestellt hat. Gewöhnlich führt man eine solche Behandlung, wenn sich der Anfangserfolg einmal eingestellt hat, über zwei Monate, aber unbedenklich auch länger durch. Das Ziel ist stets die Wiederherstellung der psychischen und nervlichen Widerstandskraft, die Beseitigung der Tagesnervosität, wobei der Erfolg meist relativ schnell eintritt, sowie das Wiedergewinnen der Fähigkeit, normal zu schlafen. Das dauert in der Regel etwas länger.

Jede der Kombinationen entspricht einem bestimmten häufigen Beschwerdekomplex. In Schlagworten:

- Verlust der Spannkraft (Kombination I);
- Verspannung und Angstzustände (Kombination II);
- Streßempfindlichkeit – Schlaflosigkeit (Kombination III);
- Schlaflosigkeit – Tagesmüdigkeit (Kombination IV).

Es ist aber auf Anhieb gar nicht so einfach, sich mit seinen Beschwerden auf Grund dieser Begriffe in die richtige Kombination einzuordnen. Die richtige Kombination aber wirkt mit Abstand am schnellsten und auch am nachhaltigsten. Um die Auswahl für den Leser zu erleichtern, sind bei jeder der vier Kombinationen die ihr jeweils eigenen *Leitsymptome* angeführt. Das sind typische Symptome, die die *Anleitung* geben, welche der Kombinationen am ehesten entspricht.

Gewöhnlich sprechen sie eine deutliche Sprache; doch kann es sein, daß zwei im Wesen recht verschiedene Kombinationen wie I (Verlust der Spannkraft) und

IV (Schlaflosigkeit – Tagesmüdigkeit) ähnliche Leitsymptome besitzen. In diesem Fall beachtet man den Unterschied zwischen „erschöpfendem oder unergiebigem Schlaf" (das ist ein Leitsymptom der Kombination I) und „unergiebigem, flachem und zerhacktem Schlaf" (das ist ein Leitsymptom der Kombination IV). Im ersten Fall schläft man zwar durch, ist aber morgens dennoch nicht ausgeschlafen, im zweiten Fall schläft man nicht durch; es ist typisch für die Kombination IV, daß man mehrmals des Nachts erwacht. Natürlich gibt es auch noch andere Unterschiede, die dem Leser die Wahl erleichtern.

Die Technik der Anwendung

Grundsätzlich werden alle Kombinationen in gleicher Weise behandelt:

◆ **Morgens**, nach dem Waschen, trägt man auf die Punkte und ihre nähere Umgebung *Johanniskrautöl* auf. 1 Minute einwirken lassen. Dann mit einer Zahnbürste (am Rücken mit einer Badebürste) etwa eine halbe Minute lang sanft bürsten.

◆ **Vor dem Schlafengehen** macht man das gleiche, jedoch mit **Distelöl**. Das Öl auftragen, 1 Minute einwirken lassen, dann etwa 1/2 Minute lang sanft bürsten.

Die Punkte gewöhnen sich schnell an die verschiedenen Öle und legen die Informationen richtig aus.

◆ Johanniskrautöl: für den Tag aufbereitend,

◆ Distelöl: für die Nacht aufbereitend.

Das Johanniskrautöl kann man selbst zubereiten (Rezept siehe Seite 86 f), es ist aber immer besser, wenn man es in der Apotheke oder Drogerie besorgt. Der *Hypericin*-Gehalt, auf den es ankommt, ist in der käuflichen Ware viel verläßlicher und sicherer. Distelöl ist ein Salat-

Zu den Bezeichnungen der Punkte

3E	=	Meridian des Dreifachen Erwärmers
B	=	Blasenmeridian
Di	=	Dickdarmmeridian
Dü	=	Dünndarmmeridian
G	=	Gallenblasenmeridian
H	=	Herzmeridian
KG	=	Konzeptionsgefäß, ein unpaariger Meridian
KS	=	Kreislauf-(Sexualitäts-) Meridian
LG	=	Lenkergefäß, ein unpaariger Meridian
M	=	Magenmeridian
N	=	Nierenmeridian
Neu P	=	Neu gefundener Punkt
PaM	=	Punkt außerhalb der Meridiane

öl. Man erhält es im Nahrungsmittelgeschäft, in Reformhäusern, auch in Apotheken. Bei der Kombination IV ist eine vom hier Beschriebenen abweichende Behandlungstechnik angeführt.

Verlust der Spannkraft (Kombination I)

Hier empfiehlt sich eine Kombination, die aus folgenden Punkten besteht:

◆ Punkt **KG 6** „Meer der Energie". Lokalisation: 2 bis 3 cm* unterhalb des Nabels.

◆ Punkt **PaM 41** „Energiezentrum". Lokalisation: 2 bis 3 cm* links und rechts vom KG 6.

◆ Punkt **PaM 40** „Querfalte". Lokalisation: 8 bis 10 cm* links und rechts vom Nabel.

◆ Punkt **B 20** „Zustimmungspunkt des Milz-Pankreas (Meridians)". Lokalisation: Am Rücken, unterhalb des 11. Brustwirbeldornfortsatzes, 2 bis 3 cm* links und rechts der Mittellinie.

Zum Teil sagen schon die Namen der Punkte aus, für wen diese Kombination gedacht ist: für den, der das Gefühl hat, keine Energie mehr zu besitzen. Psychische – und auch körperliche – Anstrengungen erfordern dann große Selbstüberwindung. Man tut sich schwer, eine Arbeit in Angriff zu nehmen, und ermüdet bei deren Durchführung rasch. Das Leben selbst, scheint es, hat an Farbe verloren, man wird teilnahmslos und möchte in Ruhe gelassen werden. Oft kann man nicht einmal ein Buch mit Interesse lesen, wobei der spürbare Konzentrationsverlust und die Merkschwäche eine deprimierende Rolle spielen. Es tritt Unempfindlichkeit gegenüber Reizen und sogar gegenüber Streß auf. Alle Speisen schmecken gleich, nämlich fad.

Im Vordergrund stehen weniger Nervosität und Spannung, sondern Gleichgültigkeit bis zur Apathie, vor allem aber auch die allgemeine Kraftlosigkeit. Die Ursachen für diesen Zustand können in langdauernder geistiger Überarbeitung liegen, oder es kann sich um eine – an sich vorübergehende – Phase nach schweren körperlichen Erkrankungen handeln. Enttäuschungen können den Zustand ebenso auslösen wie der Pensionsschock. Auch Menschen, die mit Entzugsproblemen zu kämpfen haben, leiden unter diesen oder ähnlichen Symptomen.

Häufig aber treten Zustände von allgemeiner Kraftlosigkeit auch ohne er-

* Je nach Körpergröße: Bei sehr großem Leibesumfang sind auch die Entfernungen entsprechend größer.

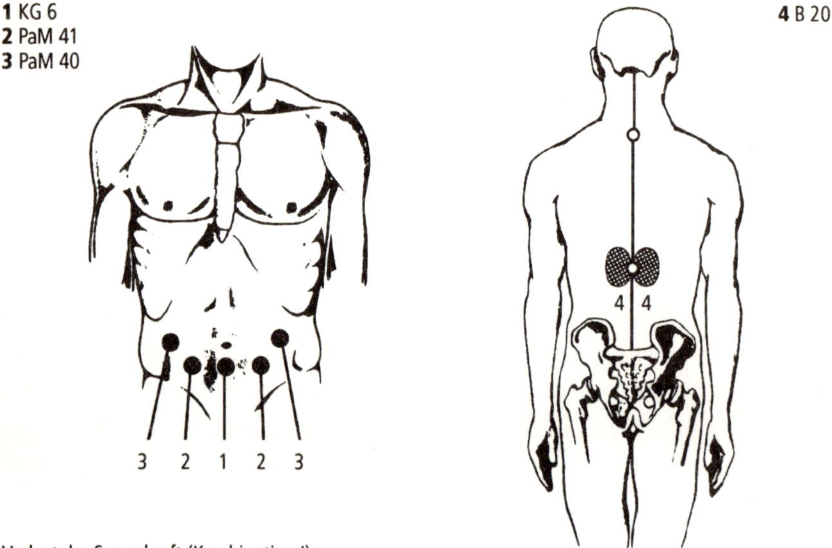

Verlust der Spannkraft (Kombination I).

kennbare Ursache auf: In Fällen von unerklärlichen Schwächezuständen und von Energieverlust darf nicht übersehen werden, daß vielfach **innere Erkrankungen** dahinterstecken. Zumindest die **Leberwerte**, der **Blutzucker**, das **Blutbild** und die **Lunge** müssen zur Abklärung untersucht werden!

Die Leitsymptome für die Kombination I

- ◆ Allgemeine Kraftlosigkeit.
- ◆ Initiativverlust, Interesselosigkeit.
- ◆ Tagesmüdigkeit und rasche Ermüdbarkeit.
- ◆ Erschöpfender oder unergiebiger Schlaf.
- ◆ Nervenschwäche mit Neigung zu Schweißausbrüchen.

Ferner:

- ◆ Entzugsprobleme (siehe auch „Heilpflanzen“ Seite 68 ff und Seite 75 ff: Hafer und Passionsblume).

In körperlicher Hinsicht wirken diese Punkte vorwiegend auf Störungen im Bereich des Verdauungsapparates: Sie erleichtern die Arbeit von Leber und Bauchspeicheldrüse, wirken dämpfend auf entzündliche Vorgänge: gegen Blähungen und Darmverspannungen (Koliken), auf Magen- und Darmschleimhautentzündungen. Der Punkt KG 6, das „Meer der Energie“, hat eine besondere Wirkung gegen bestimmte Kopfschmerzen; solche, die dann auftreten, wenn man mit den Augen nach oben schaut (Ermüdungskopfschmerz).

Der Punkt PaM 40, „Querfalte“, ist einer der besten gegen Schwitzen und Schweißausbrüche, gleich welcher Ursache. Die Behandlung der Punkte erfolgt am zielführendsten in der in der Abbildung (Seite 24) angegebenen Reihenfolge (Technik der Behandlung siehe Seite 22 f).

Innere Verspannung mit Krampfneigung, Angstzustände (Kombination II)

Diese Kombination, die sich vor allem durch den schnellen Wirkungseintritt auszeichnet, besteht aus den folgenden Punkten:

- Punkt **KG 15** „Taubenschwanz“. Lokalisation: An der unteren Spitze des Brustbeins.
- Punkt **G 24** „Sonne-Mond“. Lokalisation: Am Rippenbogen, senkrecht unter der Brustwarze.
- Punkt **LG 10** „Göttlicher Weg“. Lokalisation: Am Rücken, unter dem Dornfortsatz des 5. Brustwirbels, in der Mittellinie.

Diese Kombination eignet sich, wenn innere Verspannung, krampfhafte Unruhe und Nervosität im Vordergrund stehen. Dieser Zustand ist tagein, tagaus vorhanden, scheint zur Persönlichkeit zu gehören und läßt sich üblicherweise nur durch Medikamente oder Alkohol unterbrechen.

Deshalb findet man bei dem Typ, auf den diese Kombination paßt, viele, die entweder ständig dämpfende Tabletten mit sich führen oder aber – zur Entspannung – den Schluck zwischendurch bevorzugen.

Gelegentlich artet diese Dauerverspannung in regelrechten Krampfspitzen aus – mit Zwang zum tiefen Luftholen, dem Gefühl der Beklemmung und vor allem der Angst. Wenn man bei solchen Anfällen die drei Punkte am Rippenbogen gut massiert, am besten mit Pfefferminzöl – für den Akutfall eignet sich Pfefferminzöl besser als Johanniskrautöl –, kann man das unangenehme Geschehen oft schlagartig in den Griff bekommen.

Die Kombination hat eine gute Wirkung auch bei Wechselbeschwerden, vor allem auf Angst und Beklemmungen, aber auch bei Menschen, die nicht in engen Räumen leben können. Auch hier können regelrechte Angstzustände auftreten. Die Patienten haben dann das Gefühl, nicht allein sein zu können, denn es könnte etwas passieren, wo man Hilfe braucht.

Die Leitsymptome für die Kombination II

- ◆ Innere Verspannung.
- ◆ Das Gefühl, ständig getrieben und zugleich gehemmt zu sein.
- ◆ Oft unvermittelt auftretende Angstzustände, mit Beklemmung und Atemnot.
- ◆ Dabei das Gefühl, nicht allein – sich selbst überlassen – sein zu können.
- ◆ Angst vor engen Räumen, Fahrstuhl-Angst *(Klaustrophobie)*.
- ◆ Wechselbeschwerden.

Die Punkte haben auch eine Wirkung auf körperliche Geschehen, und zwar sowohl gegen Störungen der Oberbauchorgane (Leber, Galle, Bauchspeicheldrüse, Magen) als auch gegen Beschwerden im Brustraum. Es gibt Menschen, die immer wieder an lästigem Aufstoßen *(Singultus)* leiden. Auch hier kann ein Versuch mit dieser Kombination zum Erfolg führen (Technik der Behandlung siehe Seite 22 f).

1 KG 15
2 G 24

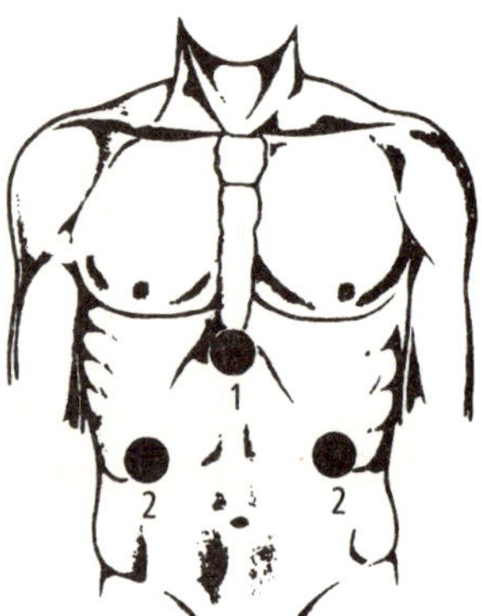

Innere Verspannung mit Krampfneigung, Angstzustände

3 LG 10

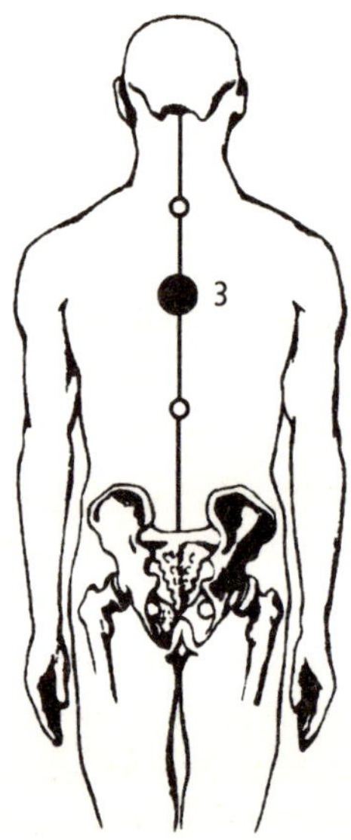

„Vegetative Dystonie", Streßüberempfindlichkeit, Schlaflosigkeit (Kombination III)

Diese Kombination mit breiter Wirkung besteht aus folgenden Punkten:

- Punkt **KG 15** „Taubenschwanz". Lokalisation: An der unteren Spitze des Brustbeins.
- Punkt **H 6** „Yin-Grenze". Lokalisation: 1/2 Querfinger oberhalb der Handwurzelfalte an der Oberaußenkante des Ellenknochens. Punkt **H 7** „Göttliches Tor". Lokalisation: An der Handwurzelquerfalte unterhalb des Kleinfingerballens. Diese beiden Punkte werden in einem Arbeitsgang erfaßt.
- Punkt **Neu P 27** „Ruhiger Schlaf 1". Lokalisation: Hinter dem Ohr, vor dem Kopfdrehmuskel-Ansatz. **Neu P 28** „Ruhiger Schlaf 2". Lokalisation: Hinter dem Ohr, hinter dem Kopfdrehmuskel-Ansatz. Diese beiden Punkte werden ebenfalls in einem Arbeitsgang erfaßt.

Auch bei dieser Kombination erkennt man teilweise schon aus den Namen der Punkte, wogegen sie wirkt: unter anderem gegen Schlaflosigkeit. Die beiden Neu-Punkte hinter dem Ohr haben die chinesischen Originalbezeichnungen *An Mian* 1 und 2, das bedeutet „Ruhiger Schlaf" 1 und 2. Man nennt sie aber auch „Sedativpunkt 1" und „Sedativpunkt 2", das heißt, daß sie sich ebenso günstig auf die Tagesunruhe auswirken, auf den überpeitschten Zustand durch Dauerstreß. Der Punkt KG 15 besitzt eine steuernde und ausgleichende Wirkung auf das Vegetativum. Er liegt nicht nur über dem Sonnengeflecht, sondern beruhigt dieses auch. So schützt er davor, daß sich einem vor Nervosität der „Magen umdreht", „die Galle überläuft".

Die beiden Punkte des Herzmeridians wiederum blocken überschießende Reaktionen von Herz und Kreislauf ab. Es gibt nicht wenige Menschen, die beim schrillen Läuten eines Telefons plötzlich einen Stich im Herzbereich spüren. Dagegen wirkt der Punkt H 6, die „Yin-Grenze". Andere Menschen wieder verspüren auf denselben unvermittelten Reiz hin zwar keinen Stich, aber Herzklopfen oder auch Herzstolpern. Das tut nicht weh, ist aber genauso unangenehm und beängstigend. Hier wieder wirkt der Punkt H 7, das „göttliche Tor".

Die beiden Punkte liegen nur einen halben Zentimeter auseinander auf demselben Meridian. Genauso weit liegen in Wirklichkeit Herzklopfen und Herzstechen auseinander, so verschieden man sie empfindet. Wenn sie die gleiche Ursache haben, nämlich Streß.

Die ganze Kombination wirkt in erster Linie gegen streßbedingte Störun-

1 KG 15 **2** H 6, H 7 **3** Neu P 27, Neu P 28

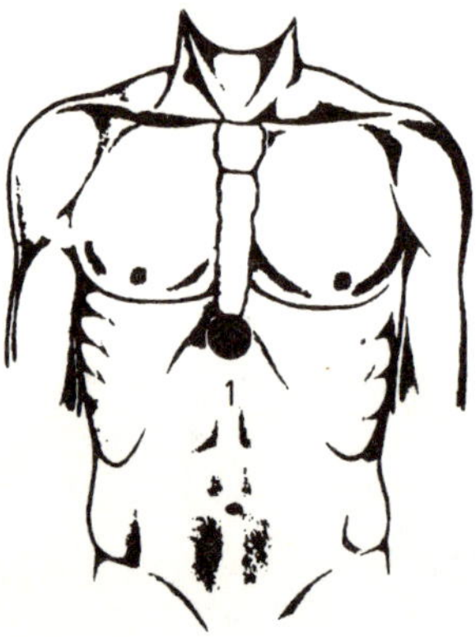

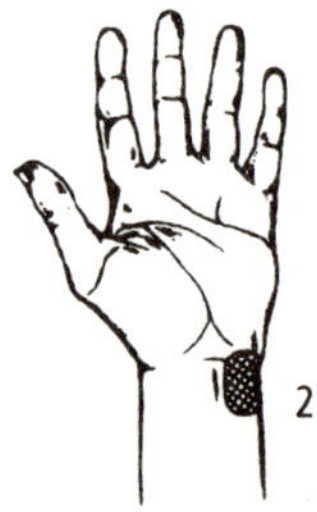

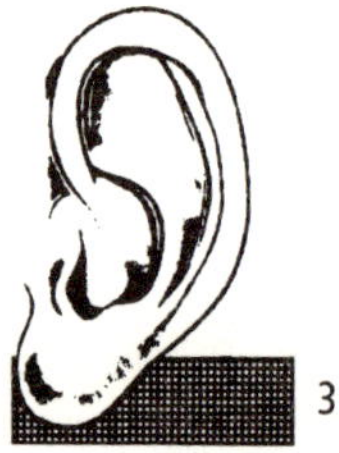

„Vegetative Dystonie", Streßüberempfindlichkeit, Schlaflosigkeit (Kombination III).

gen. Solche treten auch am sonst Gesunden auf, sobald die Reizflut die jeweils persönliche Grenze der kontrollierten Verarbeitung überschreitet. Man spricht dann von einer Reizüberflutung. Der Lärm der Großstadt, Terminhast, Arbeitsplatz und Schule und können zu dieser Reizüberflutung, welche zu einer ständigen Überlastung der Nerven und der Psyche führt, beitragen. Aber auch im Familienleben gibt es oft Streß genug.

Der Betroffene hat das Gefühl, ständig urlaubsreif zu sein. Körperliche Mißempfindungen wie etwa Kopfschmerzen, Herzstechen, Herzjagen, Magenbeschwerden häufen sich, es ist auch bekannt, daß Dauerstreß zu einem echten Magengeschwür führen kann. Die Kombination soll die Belastbarkeit auf Reizüberflutung heben und vegetative Fehlreaktionen abdämpfen. Sie dient so zum Aufbau der psychischen Widerstandskraft.

Die Leitsymptome für die Kombination III

- ◆ Schlafstörungen.
- ◆ Nervöse Hektik, das Gefühl, in Terminnot zu sein.
- ◆ Allgemeine Unruhe, inneres Zittern.
- ◆ Nicht abschalten können.
- ◆ Zustand der ständigen Urlaubsreife.
- ◆ Körperliche Mißempfindungen bei plötzlichen Belastungen.

Die Schwerpunkte der körperlichen Wirkungen der Punkte sind der Magen-

Darm-Trakt und das Herz-Kreislauf-System (Technik der Behandlung siehe Seite 22 f).

Schlaflosigkeit, Nervenschwäche, kombiniert mit körperlicher Schwäche, Tagesmüdigkeit (Kombination IV)

Diese Kombination, welche den Organismus an die Verhältnisse von Tag und Nacht besser anpassen soll, besteht aus folgenden Punkten:

◆ Punkt **MP 6** „Treffpunkt der drei Yin". Lokalisation: 3 Querfinger oberhalb der Spitze des inneren Knöchels, am Schienbein-Hinterrand.

◆ Punkt **H 6** „Yin-Grenze". Lokalisation: 1/2 Querfinger oberhalb der Handwurzelquerfalte an der Oberaußenkante des Ellenknochens. Punkt H 7 „Göttliches Tor". Lokalisation: An der Handwurzelquerfalte unterhalb des Kleinfingerballens. Diese beiden Punkte werden in einem Arbeitsgang erfaßt.

◆ Punkt **KS 6** „Innengrenze". Lokalisation: 2 1/2 Querfinger oberhalb der Handwurzelquerfalte. Dieser Punkt wird in jedem Fall getrennt von den benachbarten Punkten H 6 und H 7 behandelt.

◆ Punkt **Neu P 27** „Ruhiger Schlaf 1". Lokalisation: Hinter dem Ohr, vor dem Kopfdrehmuskel-Ansatz. Punkt **Neu P 28** „Ruhiger Schlaf 2". Lokalisation: Hinter dem Ohr, hinter dem Kopfdrehmuskel-Ansatz. Diese beiden Punkte werden in einem Arbeitsgang erfaßt.

In dieser Kombination besitzen wir Punkte, die, gemeinsam bearbeitet, sehr breite Wirkung entfalten. Genaugenommen ist es eine Kombination zur Hebung sowohl der psychischen als auch der körperlichen Widerstandskraft.

Die Punkte MP 6, „Treffpunkt der drei Yin", und KS 6, „Innengrenze", haben nämlich außer ihrer psychisch und nervlich stabilisierenden Wirkung einen ausgeprägten, den physischen Körper wieder aufbereitenden Effekt. Beide zusammen gehören zu den meistgebrauchten Punkten der Akupunktur. Diese Kombination wirkt über die 24 Stunden des Tages.

Man kann sich Tag und Nacht, ebenso wie die an diesen Rhythmus gebundenen Regulationen unseres Organismus, ob nun psychisch, vegetativ oder körperlich, graphisch als Sinuskurve vorstellen. Dabei beginnt der Tag unseres Körpers nach einer alten chinesischen Vorstellung um etwa 4 Uhr früh mit dem Lungenmeridian, der um diese Zeit für die nächsten zwei Stunden die führende Rolle übernimmt, und die Nacht endet um 4 Uhr früh, nachdem der vorher führende Lebermeridian die Ak-

Normale „Tages-Sinuskurve".

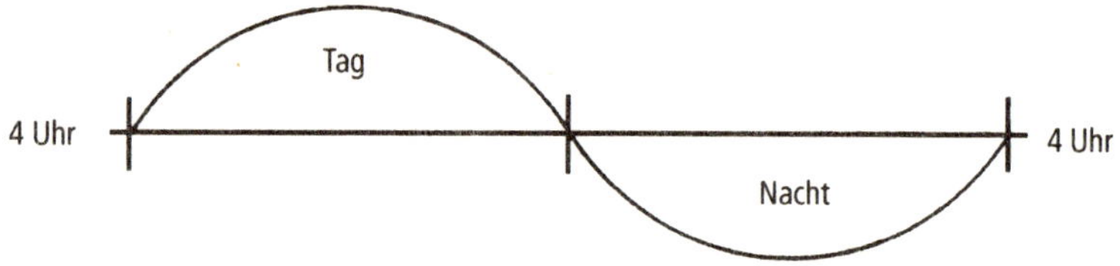

Abgeflachte „Tages-Sinuskurve".

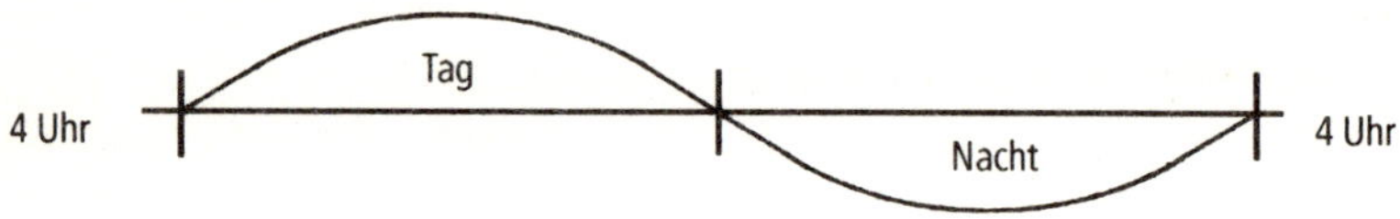

tivität wieder an den Lungenmeridian übergeben hat.

Nun gibt es Störungen, bei denen die Gipfel der Kurven abgeflacht sind. Der Tag ist dann gekennzeichnet durch mangelnde „Wachheit", ungenügende Helligkeit des Bewußtseins, geringe körperliche Leistungsbreite, Inaktivität, Tagesmüdigkeit; man kann den Tag nicht voll nutzen, seine Eindrücke, etwa im Sinne von Lernen, nicht ausschöpfen. Man wird auch zuwenig müde für die Nacht.

Die Nacht dagegen ist gekennzeichnet durch einen oberflächlichen, oft zerhackten Schlaf, der erst dann eintritt, wenn die meist vorhandene primäre Einschlafstörung überwunden ist. Die Kurve ist einfach zu flach, um den Menschen automatisch und kurzfristig in die richtige Schlafebene zu versenken. Eine solche Nacht kann den Organismus natürlich in keiner Weise für den nächsten Tag aufbereiten. Das ganze ist ein Paradebeispiel für einen Teufelskreis (Circulus vitiosus). Aufgabe und auch Fähigkeit dieser Kombination ist es, diesen Teufelskreis zu durchbrechen.

An sich ist die Kombination dahin gehend ausgerichtet, daß sie an beiden Teilphasen der Kurve angreift. Zugleich Hebung der Tageskurve und Senkung der Nachtkurve. Praktisch verspürt man die gesteigerte Leistungsbreite am Tag zuerst, um dann in der Folge den besseren

Schlaf zu finden. Seltener ist es umgekehrt. Dem entsprechen die Leitsymptome.

Die Leitsymptome
für die Kombination IV

◆ Unergiebiger, flacher und zerhackter Schlaf. Auch kleine Reize können wecken. „Durcheinander“-Träumen.
◆ Mangelnde Leistungsbreite am Tag, Tagesmüdigkeit.
◆ Psychisch „lustlos“.
◆ Körperlich schlapp.
◆ Lernschwäche infolge mangelnder Einprägungsbereitschaft des Gehirns.
Im weiteren:
◆ Morgenmuffel – Abendmensch.

Abweichend von den drei anderen Kombinationen gibt es hier zwei probate Möglichkeiten zur Behandlung der Punkte dieser Kombination

1. Der Punkt MP 6 am Bein und der Punkt KS 6 am Unterarm werden nur 1mal am Tag, morgens, direkt nach dem Aufwachen, mittels eigener Technik behandelt: Mit einem normalen, glatten Kieselstein werden die Punkte erst 1/2 Minute sanft „angemalt“, so daß einige (unsichtbare) Kristalle auf der Haut bleiben. Dann legt man den Stein weg und reibt die Punkte mit der Faust oder der flachen Hand heiß. Welche Farbe der Kieselstein hat, ist gleichgültig. Er soll handgerecht sein, und glatt, damit er nicht die Haut verletzt. Ein solcher Kie-

1 MP 6
2 H 6, H 7
3 KS 6
4 Neu P 27, Neu P 28

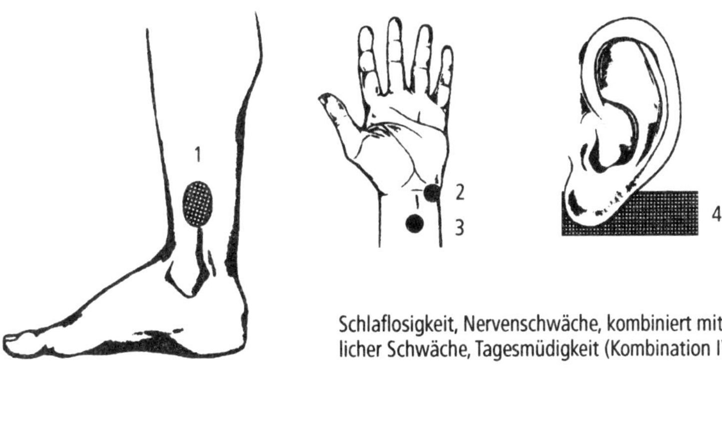

Schlaflosigkeit, Nervenschwäche, kombiniert mit körperlicher Schwäche, Tagesmüdigkeit (Kombination IV).

sel ist in Bach- und Flußbetten, in Seen und am Meer zu Abertausenden zu finden. Nun hat man 4 Punkte der Kombination – es wird stets an beiden Beinen und Armen behandelt – bereits präpariert. Die anderen Stellen werden in üblicher Weise bearbeitet, morgens mit Johanniskrautöl, vor dem Schlafengehen mit Distelöl. Diese Art der getrennten Behandlung ist dann von Vorteil, wenn man das Gefühl hat, daß man deshalb schlecht schläft, weil man tagsüber nie richtig wach ist.

Wichtiger Hinweis: Wenn der MP 6 am Bein aus irgendwelchen Gründen nicht behandelt werden kann oder darf (Venen, Geschwüre, Ekzeme, Amputation), kann man ausweichen: An die Oberschenkel-Innenseite, 3 Querfinger oberhalb der inneren Kniegelenksfalte. Und wenn auch das nicht möglich ist: auf den Bauch, 3 Querfinger oberhalb der Mitte des Leistenbandes.

2. Alle Punkte werden (wie auf Seite 22 f beschrieben) in gleicher Weise behandelt. Morgens mit Johanniskrautöl, vor dem Schlafengehen mit Distelöl.

Die Zusatzprogramme

Die Zusatzprogramme sind ausgerichtet auf bestimmte Störungen, die zwar meist schon in den Basisprogrammen allgemein miterfaßt sind, häufig aber eine so vordringliche Rolle spielen, daß die Anwendung spezifischer Punkte „zusätzlich“ angebracht ist.

Man kann jedes der beschriebenen Zusatzprogramme mit jedem Basisprogramm kombinieren. Das wird man dann tun, wenn man sowohl die Leitsymptome eines der Basisprogramme besitzt und zusätzlich, als hervorstechendes Symptom, eines der Zusatzprogramme. Etwa Impotenz oder Wetterfühligkeit.

Man kann aber die Punkte der Zusatzprogramme, wenn die entsprechenden Störungen isoliert vorkommen, auch für sich allein verwenden. Bei der Kombination beider Programme erhöht sich natürlich die Anzahl der Punkte – und zwar, bei Verwendung von Basisprogramm I in Kombination mit Zusatzprogramm „Impotenz“, auf 13 Punkte (1 unpaariger Punkt und 6 paarig angeordnete Punkte). Das ist die höchstmögliche Zahl und stellt einen Ausnahmefall dar. Immerhin ist es eine Kombination, die gelegentlich vorkommt und schon einiges an Erfolgen gebracht hat.

Die Behandlung der Punkte des Zusatzprogrammes erfolgt in gleicher Wei-

Zu den Bezeichnungen der Punkte

3E	=	Meridian des Dreifachen Erwärmers
B	=	Blasenmeridian
Di	=	Dickdarmmeridian
Dü	=	Dünndarmmeridian
G	=	Gallenblasenmeridian
H	=	Herzmeridian
KG	=	Konzeptionsgefäß, ein unpaariger Meridian
KS	=	Kreislauf-(Sexualitäts-) Meridian
LG	=	Lenkergefäß, ein unpaariger Meridian
M	=	Magenmeridian
N	=	Nierenmeridian
Neu P	=	Neu gefundener Punkt
PaM	=	Punkt außerhalb der Meridiane

se wie die der Basisprogramme (siehe Seite 22 f). Gelegentliche Abweichungen sind eigens angeführt. Viele der Punkte aber kann man auch zu den aktuell wirksamen zählen, wie „Lebensfreude", Schwermut", „Frigidität der Frau". Hier wird man selbst erproben, ob man mit der einfachen Massage auskommt oder doch besser eine Dauerbehandlung mit den Ölen durchführt. Diese Zusatzprogramme sind im folgenden behandelt:

- Wetterfühligkeit,
- Leistungsschwäche des Gehirns (Prüfungsangst 1, „Computer-Punkt"),
- Beklemmungen (Prüfungsangst 2, Erwartungsangst),
- Unausgeglichenheit, Unerfülltheit, Mangel an Lebensfreude,
- Schwermut,
- Impotenz des Mannes,
- Frigidität der Frau.

Wetterfühligkeit

Daß Wetterformen und Wetterfühligkeit einen tiefgreifenden Einfluß auf den Gesamtorganismus haben können, wissen die meisten aus eigener Erfahrung. Dennoch ist die Wissenschaft von der *Medizin-Meteorologie*, die diese Zusammenhänge erforscht, noch relativ jung. Das Thema ist schwierig, was die wissenschaftliche Klärung anbetrifft, weil die Wetterfolgen selbst nicht exakt kalkulierbar sind und weil die Regelsysteme in unserem Körper, die durch Wettereinflüsse belastet werden, komplex sind. Man kann aber den Einfluß des Wetters auf Lebewesen wie folgt zusammenfassen: „Die periodischen, kontinuierlichen Regelvorgänge beim Ablauf des normalen Lebensstromes werden durch das Wetter **aperiodisch** und **kurzfristig** abgewandelt, z. T. grob verändert und heftig gestört."* (H. Kügler).

* Hervorhebungen durch den Verfasser: **aperiodisch** im Gegensatz zu periodisch, **kurzfristig** im Gegensatz zu kontinuierlich.

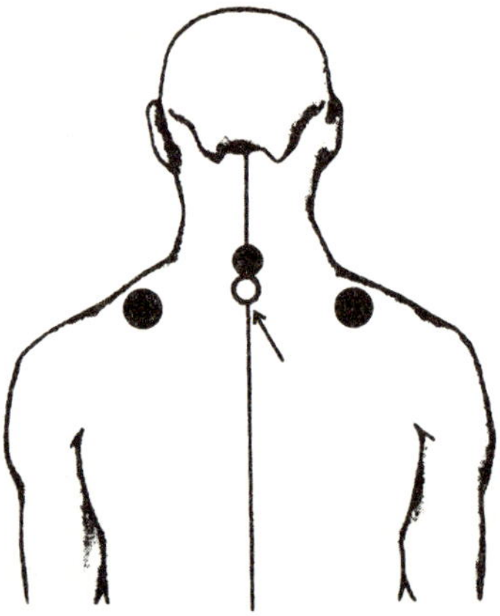

Wetterfühligkeit.

Damit ist ausgesagt, daß Wetter und Wetteränderung Streß sein können. Dabei sollen Kaltluft-Wetterphasen den *Sympathikus*, den „Arbeitsnerv", stimulieren, reizen, und Warmluft-Wetterphasen den *Parasympathikus*, den „Ruhenerv, Erholungsnerv" (G. Mathes).

Dementsprechend lobt der eine genau dieses Wetter, welches der andere fürchtet. Wie es jeder braucht: als Stimulierung des Sympathikus oder des Parasympathikus.

Die alten Chinesen vor einigen tausend Jahren unterschieden ebenso zwischen verschiedenen wetterbedingten Umweltfaktoren *(Wai Su)*, welche als Krankheitsursachen oder als Auslöser bzw. Verstärker von Krankheiten auftreten können:

- **Zugluft, Wind** *(Feng)*, gefährlich vor allem im Frühjahr,
- **Hitze** *(Re-Huo)*, gefährlich im Sommer,
- **Feuchtigkeit** *(Shi)*, gefährlich im Spätsommer (Frühherbst),
- **Trockenheit** *(Cao)*, gefährlich im Herbst,
- **Kälte** *(Han)*, gefährlich im Winter.

Dabei stellte man sich vor, daß es bestimmte, besonders empfindliche Punkte an der Hautoberfläche gibt, über die diese belastenden Energien der Umwelt, wie Wind oder Kälte, in das Körperinnere eindringen können, um dort Schaden anzurichten. Regelmäßiges Stechen oder sonstige Bearbeitung dieser Punkte blockt diese „Durchlässigkeit" ab. Die wichtigsten befinden sich am Nacken-Schulter-Bereich, dort, wo die meisten drohende Wetteränderungen ohnedies vor allem verspüren.

◆ Der Punkt **LG 13** „Großer Wirbel". Lokalisation: In der Mitte zwischen 7. Halswirbel und erstem Brustwirbeldornfortsatz. Gewöhnlich ist der 7. Halswirbel der am meisten vorstehende Knochen *(Vertebra prominens)*. Der Punkt hat auch den Beinamen „Die Spinne", da er wie mit spinnenartigen Ausläufern Querverbindungen zu fast allen Meridianen besitzt. Man kann sich wohl vorstellen, daß hier die Wind-(Zugluft-) Energie gut „eindringen" kann.

◆ Der Punkt **3E 15** „Himmelsgrube". Lokalisation: Am Rücken-Schulter-Bereich, etwa in der Mitte. Der Punkt ist bei Wetterfühligen stets ausgeprägt druckschmerzhaft. Wenn man ihn zu fest massiert, kann man Kopfschmerzen auslösen. – Die Behandlung der Punkte erfolgt, wie auf Seite 22 f beschrieben.

Leistungsschwäche des Gehirns (Prüfungsangst 1, „Computer-Punkt")

Dieser Punkt beschleunigt die Geschwindigkeit des Denkvermögens, die Reaktionsschnelle und das Merkvermögen immer dann, wenn diese, wie man das bei Schulkindern beobachten kann, unerwartet oder unvermittelt beeinträchtigt sind. Das kann etwa unter besonderen Belastungen auftreten. Während man vorher das gefragte Thema noch beherrschte, scheint es während der Prüfung oder Schularbeit wie aus dem Gehirn entschwunden. Nun gibt es zwei Möglichkeiten:

◆ Die Belastung des Erfolgszwanges ist schuld, und die damit verbundene nervöse Spannung. In solchen Fällen ist der nächste in diesem Buch beschriebene Punkt richtig (unterhalb des Knies).

◆ Oder, und dafür ist dieser hier beschriebene Punkt zuständig, es kommt infolge von sogenannter „quantitativer Hemmung" zur Unmöglichkeit, das Erlernte im entscheidenden Moment vor dem Prüfer oder dem leeren Blatt des Schularbeitenheftes zu produzieren.

„Quantitative Hemmung" bedeutet, daß das Gehirn übervoll ist mit Informationen, die man sich zusammengelernt hat, daß sich aber die richtige, die man im Moment benötigt, nicht herausschälen läßt. Man hat dabei das **Gefühl des wirren Kopfes**. Ein erfahrener und geduldiger Prüfer merkt das und holt aus dem Prüfling immer noch das heraus, was in dessen Gehirn verankert ist, eventuell durch Gabe von Stichwörtern. Das leere

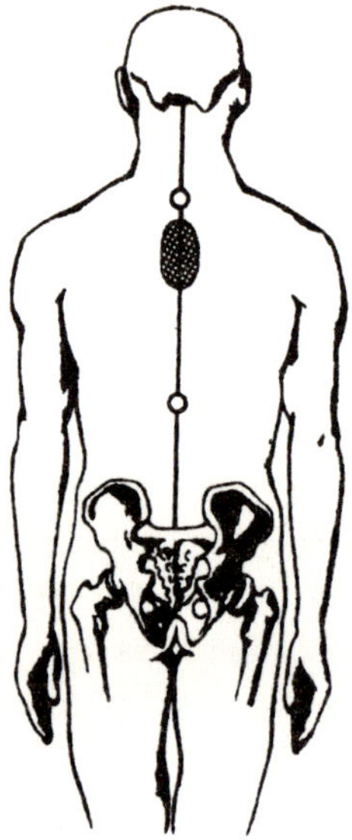

Leistungsschwäche des Gehirns („Computer-Punkt").

Blatt des Schularbeitenheftes holt nichts heraus.

⌘ Vielleicht kann man, jetzt bezogen auf die Schulkinder, diesen Punkt und den als nächsten beschriebenen auch so differenzieren:

- ◆ Dieser Punkt am oberen Rücken ist geeigneter, wenn ein Schüler bei **schriftlichen** Arbeiten versagt;
- ◆ der nächste Punkt, unterhalb des Knies, ist besser geeignet, wenn er bei **mündlichen** Prüfungen versagt.

Gelernt freilich muß man bei beiden etwas haben. Aus dem Nichts holt keiner der Punkte etwas heraus. Dieser Punkt aber fördert auch den Lernprozeß selbst. Vielen Schulkindern (und auch manchen Erwachsenen) macht die Eingliederung der Daten beim Lernen bereits Schwierigkeiten. Davon merkt man nichts, und doch ist die Geschicklichkeit in dieser Phase ein Teil dessen, was wir gemeinhin als Intelligenz bezeichnen. Und hier entfaltet dieser Punkt am Rücken seine verläßlichste Wirkung. Er steigert die Geschicklichkeit beim Einordnen, so daß Einzeldaten wie bei einer gut geordneten Kartei jederzeit abrufbar sind.

So hat dieser Punkt weniger eine psychische oder nervliche Wirkung, sondern mehr eine auf diese Funktion unseres Gehirns, die einem Computer ähnelt. Man könnte den Punkt also auch *„Computer-Punkt"* nennen. Das darf man nicht abwertend verstehen, denn als geborener *Homo sapiens* brauchen auch wir diese Eigenschaft unseres Gehirns: Programmiertes Gedächtnis – Speicher – Reproduktion. Alles soll klaglos ablaufen, auch wenn es nicht akut lebensnotwendig ist.

Lokalisation des Punktes: Gewöhnlich am Dornfortsatz des 3. Brustwirbels. Dann würde er dem Punkt LG 11, „Körpersäule", entsprechen. Manchmal liegt er etwas höher, im Bereich des 2. Brustwirbels. Das wäre der Punkt PaM 55, „Wolke des Lebens". Manchmal wieder tiefer, unter dem Dornfortsatz des 4. Brustwirbels. Dort liegt der Punkt PaM 57, „Riesentorturm-Zustimmungspunkt". Alle diese Punkte können wir als **Punkte gegen Hirnleistungsschwäche** bezeichnen. Man kann sie in einem Behandlungsgang zusammenfassen (Technik der Behandlung siehe Seite 22 f).

Beklemmungen (Prüfungsangst 2, Erwartungsangst)

Dieser Punkt wirkt immer dann, wenn man unter **Erfolgszwang** steht. Durch die damit verbundene nervöse Spannung kann man im entscheidenden Augenblick nicht aus sich heraustreten. Das kann vor Prüfungen der Fall sein, aber auch vor der Auseinandersetzung mit Behörden, oder wenn man eine Rede vor einem größeren Forum halten muß. Wohl jeder kennt das Gefühl: das Zwerchfell ist eingeschränkt, die Atmung ist flach und unrationell, man „fiebert" durch den Blutstau und durch die Erregung des Nervensystems der Situation entgegen. Das kann schon Tage vorher beginnen und lähmt so die Vorbereitungszeit. Dieser Punkt ist ein typischer „Ereignispunkt".

Zum Unterschied von dem vorher beschriebenen, welcher das computerartige Gedächtnis unseres Gehirns verbessert, die reine Aufnahme- und Reproduktions- bzw. Rekapitulationsfähigkeit, beseitigt dieser Punkt körpereigene Mechanismen, welche **vom Rand her** stören: Er dämpft die Aufregung ab, welche man in und vor entscheidenden Situationen als unerwünschten, aber leider treuen Begleiter empfindet, er beruhigt die Magengrube, verhindert den nervösen Durchfall oder das Gegenteil,

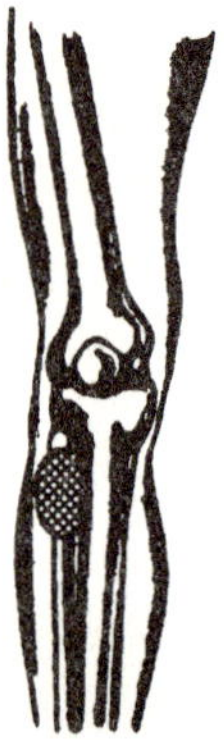

Beklemmungen, Erwartungsangst.

die nervöse Verstopfung, und sorgt sogar dafür, daß man vor der Prüfung gut schlafen kann. Man kann ihn als einen der berühmtesten, weil verläßlichsten Punkte des gesamten Meridiansystems bezeichnen.

Er ist auch, wie bereits beschrieben, der Punkt für mündliche Prüfungen (weniger für schriftliche Arbeiten). Der Punkt kann ebenso für die aktuelle Situation genutzt werden, weil er sofort wirkt, wie er auch von Menschen, die immer wieder unter Lampenfieber und Erwartungsangst leiden, in die ständige Behandlung im Rahmen unseres Zusatzprogrammes eingeplant werden kann:

◆ Der Punkt **M 36** „Drei Entfernungen", „Göttliche Gleichmut". Lokalisation: An der Schienbeinaußenkante im obersten Schienbeinabschnitt (Technik der Anwendung im Rahmen des Zusatzprogrammes siehe Seite 22 f).

Unausgeglichenheit, Unerfülltheit, Mangel an Lebensfreude

Dieser Punkt eignet sich hervorragend zur Dauerbehandlung eines Zustandes, den man am besten als **„chronische Freudlosigkeit"** bezeichnen kann. Solche Phasen kann es im Leben eines jeden Menschen geben; es handelt sich auch nicht um einen eigentlichen nervlichen oder psychischen Schaden, sondern um einen *Tonusverlust*.

Es geht einem wie dem Prediger des Alten Testaments, der im Vollbewußtsein seiner Kräfte auszog, um die Glückseligkeit zu suchen, und zum Schluß als alter Herr resignierend feststellte, daß es

„nichts Neues unter der Sonne“ gebe. Resignation, fehlende Anteilnahme, Initiativlosigkeit und Gleichgültigkeit sind die Leitsymptome dieses Zustandes. Das kann ein Mitglied des Jet-set ebenso treffen wie den Beamten: das Gefühl, daß das Leben nichts mehr bieten kann. Natürlich ist das ein Irrtum – das Leben bietet immer etwas, und die Witze von heute sind genauso gut wie die von gestern, nur man selbst kann nicht mehr voll herauslachen. Der Punkt, der die Freude auch in den kleinen Dingen des Lebens wieder vermitteln kann, hat den chinesischen Namen *Shao hai*, das heißt „Geringes Meer“. Damit ist vielleicht gemeint, daß der Mensch, der diesen Punkt braucht, nur wenige Reserven hat, um aus sich selbst zu schöpfen. Und daß diese Reserven, wenn man ihn bearbeitet, vermehrt werden. Es kommt zu Vermehrung von Initiative und Interesse, jenes Anteiles, den man selbst mitbringen muß, um sich wieder freuen zu können. Treffend auch die Beinamen des Punktes: „Die Lebensfreude“ und „Psychischer Tonisierungspunkt“.

◆ Der Punkt **H 3** „Geringes Meer“. Lokalisation: Ellbogen-Innenseite. Es empfiehlt sich, mit den Ölen ein etwas größeres Areal zu behandeln.

Unausgeglichenheit, Unerfülltheit, Mangel an Lebensfreude.

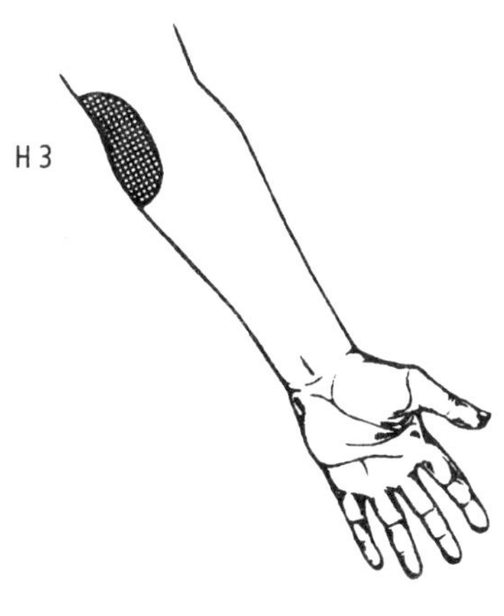

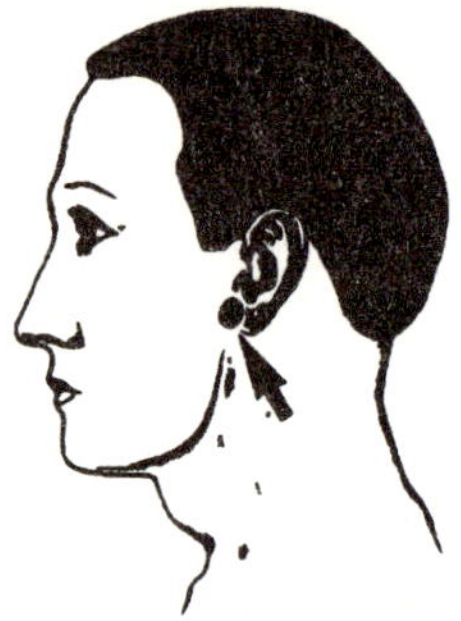

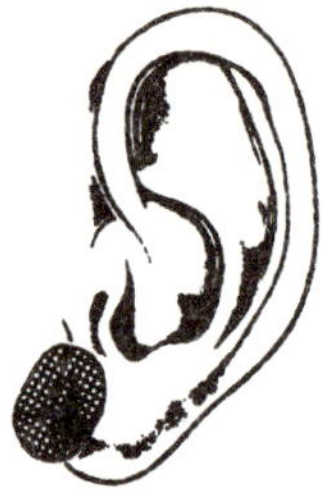

Schwermut, Bedrückende Erinnerungen.

Schwermut, bedrückende Erinnerungen

Dieser Punkt, der sich am Ansatz des linken Ohrläppchens am Kieferwinkel befindet, hat die eigenartige Fähigkeit, bedrückende Erinnerungen und eine damit verbundene Schwermut regelrecht zu verscheuchen. So ist er einer der Punkte, die am tiefsten in ein psychisch belastendes Geschehen eingreifen.

ж Seine Wirkung ist häufig genug frappierend: Ein Mensch, der sich – um hier zur besseren Erläuterung ein Fallbeispiel zu bringen – am Tod seiner Mutter schuldig fühlte, geriet stets beim Gedanken an die Mutter in tiefe Schwermut mit hemmungslosem Weinkrampf. Nach Stechen dieses Punktes war die Situation plötzlich anders: Er war zwar immer noch der Meinung, daß er am Tod seiner Mutter schuldig sei, daran änderte sich nichts; aber die (sinnlose) Schwermut und die (ebenso sinnlose) vegetative Begleiterscheinung, der Weinkrampf, waren völlig beseitigt.

Lokalisation: Am Kieferwinkel, dort, wo das linke Ohrläppchen ansetzt. Wegen der empfindlicheren Haut sollte man an dieser Stelle nicht bürsten, sondern nur mit den auf die Fingerkuppe aufgetragenen Ölen massieren. Der Punkt entspricht keinem beschriebenen chinesischen Originalpunkt, am ehesten noch dem Punkt G 2, „Gehörpunkt", der sich etwas oberhalb davon befindet.

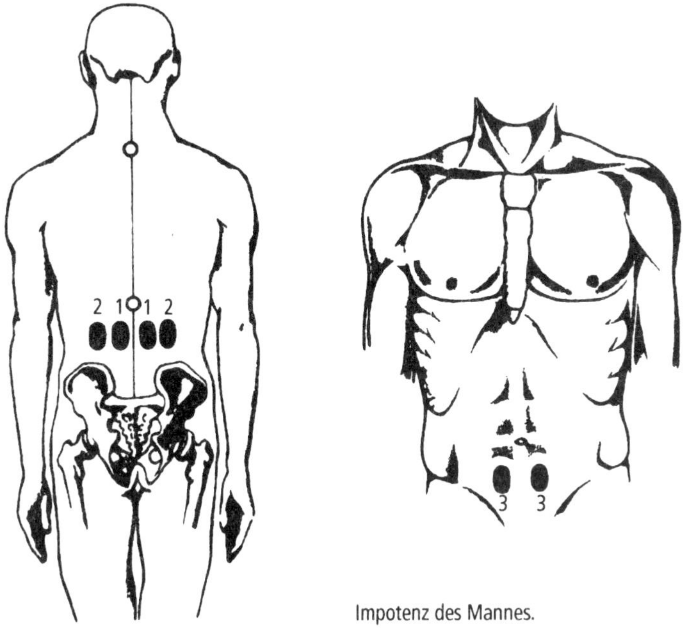

Impotenz des Mannes.

Impotenz des Mannes

Impotenz ist die Unfähigkeit, den Geschlechtsverkehr zu vollziehen. Dabei gibt es verschiedene Formen:

- Es kann von vornherein das notwendige Verlangen fehlen: die *Libido*;
- es kann der Verkehr, trotz ausreichenden Verlangens, durch mangelhafte Versteifung des Glieds *(Erektion)* nicht möglich sein;
- und schließlich kann ein vorzeitiger Samenerguß *(Ejaculatio praecox)* den eigentlichen Verkehr verhindern.

Man ist allgemein der Meinung, daß es sich in den meisten Fällen um eine psychische Störung handelt. In jedem Fall schafft das Bewußtsein eigener Impotenz psychische Probleme. Es kommt zum Erfolgszwang und dem Gefühl des Versagthabens. Daraus resultiert **Erwartungsangst**.

Deshalb wird es in vielen Fällen von Vorteil sein, unabhängig von der jetzt beschriebenen Behandlung, die das Impotenzproblem direkt angreift (auch von der organischen Seite her), zusätzlich den Punkt gegen Erwartungsangst, nämlich den Punkt M 36 unterhalb des Knies (siehe Seite 38), zu nutzen. Die hier beschriebenen Punkte sind:

◆ Der Punkt **B 23** „Zustimmungspunkt der Niere". Lokalisation: Zwischen dem 2. und 3. Lendenwirbel, 2 Querfinger seitlich der Mittellinie.

◆ Der Punkt **B 47** „Sitz des Willens". Lokalisation: In gleicher Höhe wie der Punkt B 23; 3–4 Querfinger seitlich der Mittellinie.

◆ Der Punkt **PaM 45** „Samenfluß". Lokalisation: Am Unterbauch, in der Mitte zwischen Nabel und Schambein, 1 1/2 Querfinger seitlich von der Mittellinie.

⌘ Gemeinsam richtet sich die Wirkung der Punkte auf alle hier beschriebenen Störungen:

◆ der Punkt B 23 mehr auf das **Entstehen der Erektion**,

◆ der Punkt B 47 mehr auf die **Erhaltung der Erektion** und

◆ der Punkt PaM 45 hat zusätzlich seine Wirkung **gegen den vorzeitigen Samenerguß**.

Man darf Impotenz nicht mit der *Sterilität* des Mannes, mit dessen Unfruchtbarkeit, verwechseln. Diese ist dann gegeben, wenn die Keimdrüsen keine befruchtungsfähigen Samenzellen produzieren.

Frigidität der Frau

Unter *Frigidität* der Frau versteht man Geschlechts-„Kälte", die meist auf mangelndem Geschlechtsverlangen beruht. Auch hier gelten psychische Probleme als häufige Verursacher. Allerdings weniger Erwartungsängste, weil der Erfolgszwang bei der Frau aus rein funktionellen Gründen nicht so ausgeprägt ist wie beim Mann, sondern eher ein gewisses ablehnendes Gefühl, also ein **Ekelgefühl** zum Vollzug des Geschlechtsaktes.

⌘ In diesem Fall wäre jede Kombination, bei welcher der Punkt **KG 15**, an der unteren Spitze des Brustbeins, beteiligt ist, hilfreich. Das sind in diesem Buch die Kombinationen II (Innere Verspannung mit Krampfneigung, Angstzustände; Seite 25 f) und III („Vegetative Dystonie", Streßüberempfindlichkeit, Schlaflosigkeit; Seite 27 ff). Häufig aber dürfte es genügen, den Punkt KG 15 für sich allein zu behandeln, denn er ist unter anderem der Punkt gegen ekelige Vorstellungen, Würgegefühl, das Gefühl, sich übergeben zu müssen – Gefühle, die Frauen am ehelichen Verkehr hindern können.

Die eigentlichen Punkte gegen die Frigidität als solche sind:

1 PaM 140
2 N 3

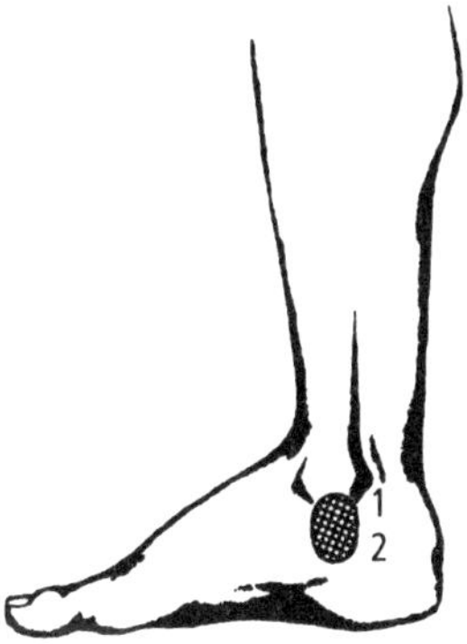

Frigidität der Frau.

◆ Der Punkt **PaM 140** „Erreger des großen Yin". Lokalisation: An der untersten Stelle des inneren Knöchels in einer kleinen Vertiefung.

◆ Der Punkt **N 3** „Großbecher". Lokalisation: Unterhalb des inneren Knöchels, knapp unter dem Punkt PaM 140.

Beide Punkte werden in einem Arbeitsgang behandelt (Technik der Behandlung siehe Seite 22 f). Der Name des Punktes PaM 140 „Erreger des großen Yin" *(Tai Yin Quiao)* ist sicher einer der treffendsten der gesamten Akupunktur, denn *Yin* bedeutet unter anderem „Frau".

Ernährung

Ein heilsamer Faktor bei nervösen Störungen

Es besteht kein Zweifel, daß chronische Fehlernährung nicht nur körperlichen Schaden anrichtet, sondern auch nervösen Störungen zumindest den Boden bereitet, sie häufig genug auch verursacht. Umgekehrt kann man, wenn man die Fehler entdeckt hat, durch manchmal nur geringe Umstellung der Ernährungsgewohnheiten zur Stabilisierung von Nerven und Psyche viel beitragen.

Die Grundsätze, wie man dabei vorgehen soll, hat schon der 460 vor Christus auf der Insel Kos geborene griechische Arzt **Hippokrates** festgesetzt:

Nach seiner Meinung sind Krankheiten durch eine fehlerhafte Mischung der „Säfte" bedingt. Eine der wesentlichen Ursachen: Ernährungsfehler. Dabei kommt es, nach Hippokrates, bevor sich die Fehler in körperlichen Krankheiten niederschlagen, zu den nervösen Vorsymptomen: Einschränkung der psychischen Leistungsbreite, Reizbarkeit und Nervenschwäche, Schlaflosigkeit oder Schlafsucht. Nervöse Störungen also als erstes Zeichen einer falschen Ernährungsweise. Bei der Umstellung begann Hippokrates gewöhnlich mit einer kurzen Fastenkur, mit einer Darmreinigung durch Kräuter und mit Einläufen; darauf baute er seine heilsame Ernährungsweise auf. Diese bestand aus drei Grundpfeilern: Vollkorn, Gemüse mit großem Rohkostanteil, und Obst. Tierische Produkte waren nicht verboten, wurden aber sehr haushälterisch eingesetzt.

Großer Wert wurde auf das tägliche Ausmaß an Bewegung gelegt, und zwar in wechselweiser Abhängigkeit zur Nahrungszufuhr. Es gab Patienten, bei denen der therapeutische Wert der Bewegung im Vordergrund stand. Diese bekamen mehr zu essen. Andere Patienten, bei denen die Einschränkung an Nahrung als vordergründiges Therapieprinzip bestand, mußten sich entsprechend weniger bewegen; ihnen wurde mehr Ruhe verordnet.

Das alles klingt nach Binsenweisheiten, doch sind hier die **Grundzüge einer gesunden Ernährung**, wie sie auch heute Gültigkeit haben, bereits skizziert:

- **Vollkornprodukte** an Stelle von Auszugsmehlen.
- Reichlich **Gemüse** und **Obst**, wobei der Rohkostanteil so hoch sein soll, wie es die Verträglichkeit erlaubt.

◆ Mit **tierischen Produkten** haushälterisch umgehen.

◆ Und, weil sie in Wechselwirkung mit der Ernährung steht: Ein richtiges Maß an **Bewegung** ist erforderlich.

Was Hippokrates unter „haushälterischem" Maß an tierischen Produkten verstand, ist aus einem Traktat ersichtlich, welches aus der Feder eines seiner Schüler stammt: „Über die Lebensweise".* Hier wird den Ärzten von Knidos, einer medizinischen Konkurrenzschule, vorgeworfen, zuviel an tierischen Nahrungsmitteln zu verwenden. Viele Ernährungsforscher der Gegenwart sind der Meinung, daß man, wenn man sich so, wie hier grob beschrieben, ernähre, keine Angst zu haben brauche, ein Mangelgeschehen zu erleiden, etwa Vitaminmangel, welcher wiederum nervöse Störungen verursachen könnte. Das ist sicher richtig. Doch wollen wir uns ansehen, welche Vitamine in enger Beziehung zu den Nerven und zur Psyche stehen und auf welche Weise sie aus unseren Nahrungsmitteln vertrieben werden.

Es gibt kaum ein wasserlösliches Vitamin, bei dessen Mangel nicht schon nach relativ kurzer Zeit **nervöse Störungen als Vorsymptom** auftreten (siehe Tabelle).

* Aus den „Knidischen Sentenzen", zitiert bei Galen (131–201 nach Christus). Das Traktat soll von einem aus Kos gebürtigen Arzt geschrieben worden sein.

Das liegt zum Teil daran, daß der Körper wasserlösliche Vitamine nicht über längere Sicht speichern kann. Diese nervösen Vorsymptome waren besonders deutlich bei Seeleuten auf Schiffen zu beobachten, die sich ohne Vitamin-C-haltige Nahrungsmittel lange Zeit auf hoher See befanden. Nach zwei bis drei Wochen traten die ersten Ausfallserscheinungen auf:

◆ Leistungsschwäche mit Arbeitsunlust,

◆ Nervosität und Reizbarkeit,

◆ Disziplinlosigkeit (wie viele Meutereien wurden durch Vitamin-C-Mangel mit ausgelöst?), schließlich

◆ Schlaflosigkeit und Depressionen sowie auch

◆ Halluzinationen („Klabautermann").

Erst nach drei Monaten wurden die körperlichen Schäden des Vitamin-C-Mangels sichtbar: Blutungen, Geschwüre, die nicht ausheilten, und schließlich die völlige Widerstandslosigkeit gegen Infektionen. Das führte oft genug zum Tod.

Ähnliches hat man bei der großen *Beriberi*-Epidemie zu Beginn des Jahr-

Die wasserlöslichen Vitamine

Vitamin	Nervöse und psychische Störungen bei Mangel	Ernährungstechnische Ursachen
B_1 (Thiamin)	Konzentrationsschwäche, Gedächtnisschwäche, psychische Erschöpfung, Verwirrtheit, Depressionen, Angstzustände	Auszugsmehle, polierter Reis, übermäßiger Konsum von weißem Zucker („Vitamin-B_1-Räuber")
B_2 (Riboflavin)	Überanstrengungsgefühl, Müdigkeit	Auszugsmehle, Überkochen von Gemüsen, Verwendung von Natriumbikarbonat beim Kochen und Dünsten
B_3 (Niacin)	Schlafstörungen, Verwirrtheitszustände, Erinnerungslücken	Einseitige Ernährung mit Mais, Überkochen von Gemüsen
B_5 (Pantothensäure)	Abgeschlagenheit	Hungergebiete (Mangel sonst selten)
B_6 (Pyridoxin)	Allgemeine Nervosität, Müdigkeit, Übelkeit	Überkochen von Gemüsen, Verwendung von Natriumbikarbonat, Konservierung
B_{12} (Cobalamin)	Müdigkeit, Abgeschlagenheit	Einseitiger Vegetarismus, Marinieren von Vitamin-B_{12}-haltigen Lebensmitteln
H (Biotin)	Schlaflosigkeit, Müdigkeit	Hungergebiete, Übergenuß von rohem Eiklar (vernichtet das Vitamin H; Mangel sonst selten)
C (Ascorbinsäure)	Abgespanntheit, Müdigkeit, Reizbarkeit, Schlaflosigkeit, Depressionen	Rohkostmangel, Überkochen von Gemüsen, Verwendung von Natriumbikarbonat

Fehlernährung kann chronische Vitaminmangelzustände hervorrufen, die, da einander sehr ähnlich, in der Symptomatik oft schwer durchschaubar sind. Deshalb hat es auch wenig Sinn, zu Vitamintabletten zu greifen. Einzige naturnahe Therapie: **Vollwertkost**.

hunderts in China gesehen. Das war eine Vitamin-B_1-Mangel-Epidemie. Sie wurde dadurch ausgelöst, daß man das Hauptnahrungsmittel Reis polierte und dadurch den normalen Vitamin-B_1-Gehalt des Reises auf unter 10 Prozent senkte.

Zuerst kommt es bei den Mangelernährten zu Gedächtnis- und Konzentrationsschwäche, zu psychischer Erschöpfung, schließlich zu Depressionen und Verwirrtheitszuständen, also alles Symptome, die man allgemein als nervliche und psychische Leiden bezeichnen würde. Dann kommt es zu den ersten körperlichen Symptomen: Gangstörungen mit Unsicherheit und Schwäche in den Beinen. Man geht wie ein Schaf. Deshalb wird die Krankheit bei den Einheimischen auch als „Schafsgang" bezeichnet. Zugleich treten für Beriberi typische „seelische" Störungen auf: Todessehnsucht und Angstgefühle. Es können also auch psychiatrische Symptome durch einen schwerwiegenden Ernährungsfehler ausgelöst werden.

Natürlich sind nicht alle nervösen und psychischen Leiden auf Fehlernährung zurückzuführen, doch ist eines sicher: Wenn man schon zu nervösen Störungen neigt, dann kommt falsche Ernährung als verschlechternder Faktor ganz besonders zum Tragen. Eben weil es sich um Frühsymptome handelt, die oft lange vor den körperlichen Ausfallserscheinungen auftreten.

Viele Ernährungsforscher sind der Meinung, daß die Beriberi-Krankheit in unseren zivilisierten Landen zwar nicht in „ausgeprägter Form", aber verbreitet „mehr oder weniger deutlich" auch vorkommt. Was ist daran schuld? Das gleiche wie in China, in erster Linie der Genuß manipulierter Nahrungsmittel, insbesondere manipulierter Körner.

Aubert nennt die in Industrieländern üblichen Eßgewohnheiten: „Eßgewohnheiten wider den gesunden Menschenverstand". Nach seinen Berechnungen resultiert aus der heute in zivilisierten Ländern üblichen täglichen Nahrung ein deutliches „Mangelrisiko" bei Vitamin B_1 und Vitamin C, während bei Vitamin B_2 und Vitamin B_3 ein Mangel „möglich" ist. Aubert hat das für Frankreich errechnet. Andere Autoren haben für andere Industrieländer ähnliche Ergebnisse erzielt.

Eine Hauptschuld darf man zwei „Massenkonsumartikeln" (Bruker) geben: den **Auszugsmehlen** (Weißmehl) und dem **weißen Zucker**. Beim Vollkornbrot (Ausmahlungsgrad 98 Prozent) ist kein spürbarer Verlust an Vitaminen und Mineralien vorhanden, beim handelsüblichen Weißbrot aber ist die Situation bereits besorgniserregend: 70 Prozent Vitamin B_1, 67 Prozent Vitamin B_2 und 87 Prozent Vitamin B_3 sind verloren, ebenso mindestens 50 Prozent der wertvollen Mineralien und Spurenelemente, wie Magnesium und Mangan.

Auch ein Mangel an Magnesium z. B. kann nervöse Störungen verursachen: Müdigkeit, Depressionen, unregelmäßigen Herzschlag – was wiederum die Psyche belastet.

Auszugsmehle und weißer Zucker sind **Teilwertprodukte** mit hohem Anteil an Kalorienträgern, ohne daß gleichzeitig die notwendigen Zusatznährstoffe, wie Vitamine, Enzyme und Mineralien, in entsprechender Menge vorhanden sind. „Entsprechend" heißt: zumindest so viel, daß die Verwertung der Kalorienträger (Eiweißkörper, Kohlenhydrate, Fette) im Körper klaglos abgewickelt werden kann. Weißbrot und weißen Zucker sollte man nur dann zu sich nehmen, wenn es vom Arzt aus bestimmten Gründen – das kann vorkommen – für notwendig erachtet wird. Und auch dann wird man bemüht sein, das entstehende Manko durch bewußte Zufuhr ergänzender Nahrungsmittel wieder auszugleichen: Blatt- und Wurzelgemüse wegen der Mineralien, Bierhefe (Brauerei-Trockenhefe) und Algen wegen der B-Vitamine. Bierhefe ist als „Nervennahrung" besonders zu empfehlen (siehe Tabelle).

Die Bierhefe (Brauerei-Trockenhefe) enthält bereits in 20 Gramm Substanz tagesbedarfdeckende Mengen verschiedener B-Vitamine. Es gibt Nahrungsmittel, die besser schmecken, aber keines, das diesbezüglich so konzentriert ist. Auch Vitamin B_{12}, das in millionstel

Vitamin-B-Gehalt in Bierhefe

	mg Vit B_1	mg Vit B_2	mg Vit B_3	mg Vit B_5	mg Vit B_6	Kal
20 g Bierhefe enthalten	3,2	0,9	8,5	1,8	4,2	57
Tagesbedarf des Erwachsenen	1,5	1,5	10,0	5,0	2,0	

Bierhefe (Brauerei-Trockenhefe) enthält bereits in 20 Gramm Substanz tagesbedarfdeckende Mengen verschiedener B-Vitamine. Es gibt Nahrungsmittel, die besser schmecken, aber keines, das diesbezüglich so konzentriert ist. Auch Vitamin B_{12}, das in millionstel Gramm gemessen wird, ist in brauchbaren Dosen in Bierhefe enthalten.

Gramm gemessen wird, ist in brauchbaren Dosen in Bierhefe enthalten. 20 Gramm Bierhefe und 20 Gramm Trokkenalgen enthalten zusammen 110 Kalorien. Das entspricht sieben kleinen, weißen Zuckerwürfeln. Aber welch extremer Unterschied! Während weißer Zucker außer Kalorien exakt null mitbringt, sind Algen und Bierhefe bei gleicher Kalorienzahl imstande, so manchen Tagesbedarf an unerläßlichen Nährstoffen im Alleingang zu decken. Sie machen zwar nicht „das Leben süß" (Fernsehwerbung für weißen Zucker), dafür gestalten sie es viel gesünder.

Man kann aus Algen und Bierhefe durchaus **wohlschmeckende Speisen** zubereiten. Suppen etwa – die B-Vitamine sind hitzestabil –, oder man verwendet sie einfach als Streugewürz.

Auch in den direkten tierischen Produkten, Fleisch und Fisch, sind B-Vitamine in guter Konzentration enthalten. Im Fleisch mehr als im Fisch. Das bedeutet, daß kleine Mengen die Zufuhr an diesen Vitaminen aufwerten können. 100 Gramm Fleisch täglich hätten seinerzeit in China die Beriberi-Krankheit trotz des polierten Reises zumindest im Ausmaß (wenn nicht völlig) verhindert.

Gegen tierische Produkte ist auch nichts einzuwenden, solange man mit ihnen haushält. Ein Liter Milch oder 160–200 Gramm Fleisch oder Fisch (jeweils Frischeinwaage des brauchbaren Anteils) enthalten etwa die Hälfte der täglich benötigten Eiweißkörper. Da man auch mit der übrigen pflanzlichen Nahrung Eiweiß zu sich nimmt, müssen wir diese Mengen an verschiedenen tierischen Produkten als die obere „haushälterische" Grenze ansehen.

Das gilt für den Erwachsenen mit durchschnittlicher Tätigkeit. Ein Leistungssportler in regelmäßigem Training braucht und toleriert natürlich größere Mengen, aber das sind Ausnahmen. Man kann immer nur von den durchschnittlichen Eßgewohnheiten seiner Zeit ausgehen, um einen Vergleich aufzustellen: Der Vergleich sagt aus, daß etwa in Frankreich zur Zeit rund 300 Gramm Fleisch pro Kopf und Nase im Tag verbraucht werden, Fisch und Milchprodukte nicht gerechnet.

Ein solcher Fleischverbrauch ist zu hoch und muß zu Störungen führen: Stoffwechselerkrankungen, Erhöhung von Herzinfarkt- und Hirnschlagrisiko – aber, und das ist im Rahmen dieses Buches wichtig, wieder auf dem Weg über **nervöse und psychische Ausfallserscheinungen, wie sie bei allen Ernährungsfehlern als Vor- und Übergangssymptome auftreten.**

Neben der industriellen Verarbeitung unserer Nahrungsmittel und neben den überzüchteten Kochmethoden ist das **Übermaß** das dritte auf dem Ernährungssektor liegende Hauptübel in den zivilisierten Ländern. Gesund ist unsere Welt sicher nicht: Die einen sterben an Hunger, die anderen an Fraß und Völlerei.

Es gibt verschiedene populäre Ernährungslehren, die sich insbesondere mit dem Thema „Behandlung von Schlaflosigkeit, Streß und Nervosität" auf diätetischer Basis beschäftigen. Die Meinungen sind teilweise zueinander konträr: Der amerikanische Internist Dr. Robert Atkins verordnet als Therapie massive Mengen Eiweiß und Fette, während seiner Meinung nach die Kohlenhydrate auf 50–100 Gramm reduziert werden müssen.

Das heißt, daß durch Kohlenhydrate maximal 20 Prozent des täglichen Energiebedarfs gedeckt werden, der Rest aus Eiweißkörpern und Fetten, also etwa aus 800 Gramm Fleisch im Tag oder aus 800 Gramm Fisch oder aus 600 Gramm durchschnittlichem Käse – oder aus einem Gemisch davon und noch einigen Eiern.

Daß Dr. Atkins damit speziell nervöse und psychische Beschwerden behandeln will, ersieht man aus dem Titel seines Buches: „Dr. Atkins Energie-Diät, die Diät-Revolution gegen Streß, Depression und Erschöpfung".

Wir wollen hier vor dieser Diät **eindringlich warnen**, vor allem, weil Atkins sie als Dauernahrung empfiehlt.

Im Gegensatz zu Atkins empfehlen die deutschen Ärzte Dr. M. O. Bruker und Dr. J. G. Schnitzer, mit tierischen Eiweißkörpern äußerst sparsam umzugehen. Direkte tierische Produkte, wie Fleisch und Fisch, scheinen in ihren jeweiligen Ernährungsplänen überhaupt nicht auf. Die wichtigsten Grundsätze: Vorwiegend pflanzliche, naturbelassene Nahrungsmittel, keine zerstörenden Kochmaßnahmen; Vermeiden von denaturierten Produkten, wie Auszugsmehlen und Industriezucker. Die Eiweißzufuhr ist – im Resultat – eher beschränkt, vielleicht um einen Deut zu sehr. Großer Wert wird auch auf das Verwenden kaltgepreßter Öle bzw. von Kernen und Nüssen als Lieferanten von mehrfach ungesättigten Fettsäuren (Vitamin F) gelegt.

Diese Ernährungsvorstellungen, von denen die Autoren auch betonen, daß sie einen heilsamen Einfluß auf nervöse und psychische Störungen haben, sind durchaus empfehlenswert. Sie treffen sich auch sehr mit den eingangs erwähnten Vorstellungen des Hippokrates.

Die Gegenüberstellung dieser beiden grundsätzlich verschiedenen Ernährungslehren – Atkins auf der einen Seite, Bruker und Schnitzer auf der anderen Seite – zeigt, daß es nach wie vor, wie seinerzeit in Kos und Knidos, widersprüchliche Meinungen gibt.

Die Trennkost nach Hay und Walb

Diese Kostform, die sich zur **Behandlung nervöser Störungen** gut eignet, soll hier gesondert besprochen werden. Sie ist gekennzeichnet durch

- das Vermeiden von denaturierten Produkten, wie Auszugsmehlen und weißem Zucker,
- die Einschränkung – aber nicht das völlige Verbot – direkt tierischer Produkte, wie Fleisch und Fisch,
- die Bevorzugung von pflanzlichen Produkten, wobei Gemüse und Obst mengenmäßig etwa das Vierfache von der Körnerquantität ausmachen sollen – Betonung von Rohkost –, und
- eine besondere eßtechnische Variante: die Trennform.

Der Amerikaner Dr. Howard Hay hat in der Zwischenkriegszeit seine Diät unter anderem gegen „die große Krankheit Amerikas, die Müdigkeit", entwickelt. Leistungsschwäche, Streßüberempfindlichkeit, Depressionen sind, ebenso wie viele körperliche Erkrankungen, sehr häufig Folgen chronischer Fehlernährung.

Die **Hauptsünden** liegen nach seiner Ansicht in folgenden Punkten:

- Übermaß an Eiweißzufuhr, wodurch „belastende Rückstände für unsere leiblichen und seelischen Funktionen" entstehen.
- Zu großer Verbrauch an denaturierten Nahrungsmitteln, „wie Weißmehl, weißer Zucker, raffinierte Stärke- und Zuckerformen aller Art".
- Fehler bei der Kombination der Nahrungsmittel innerhalb einer Mahlzeit, „Mißachtung der Gesetze der Chemie" des Körpers.

Die ersten beiden Punkte werden heute von der Mehrheit der Ernährungsforscher bestätigt. Der dritte Punkt betrifft das eigentliche Spezifikum der Trennkost, welche (in vergröbernder Annäherung) nicht mehr fordert, als Eiweißkörper und Kohlenhydrate innerhalb einer Mahlzeit nicht oder möglichst wenig zu mischen.

Hay wollte seinerzeit beweisen, daß „pathologische Müdigkeit" allein durch falsches Mischen der Speisen auftreten kann, und führte folgenden inzwischen klassischen Versuch durch: Er veranlaßte 18 Männer im Alter von 28 bis 55 Jahren, die gewohnten Nahrungsmittel weiterzuverwenden, aber innerhalb des Tages umzuordnen; so zu verteilen, daß die Eiweißträger unter den Nahrungsmitteln, wie Eier, Fleisch und Fisch, und die Kohlenhydratträger, wie Brot, Körner, Kartoffeln, auf **verschiedene Mahlzeiten** verlegt, also getrennt werden. Daher der Name *Trennkost*. Zur Kontrolle führte er einfache Prüfungen der Leistungsfähigkeit durch. „Die 1. Woche der Kontrolle ergab eine Besserung der Leistungsfähigkeit von 50 Prozent, am Ende der 4. Woche um 165 Prozent."

Das Endergebnis wird typisch amerikanisch kommentiert: „Ein Teil der Männer behielt diese Eßgewohnheiten bei, wodurch sie sich durch Mehrleistungen an Arbeit geldlich verbesserten. Sie stellten fest, daß (nach dem Trennkost-Prinzip) geordnetes Essen bessere Dividenden bringt als irgendein Geschäft." Gemeint ist damit, daß Störungen, wie Initiativlosigkeit, Arbeitsunlust und erfolgshemmende Nervosität, gebessert wurden und die psychische und körperliche Leistungsbreite durch das einfache Trennen der Speisen eine Steigerung erfuhr.

Der Erfolg dieses Erstversuchs hat sich innerhalb der letzten Jahrzehnte in Amerika und nach Verbreitung der Trennkost durch Dr. Ludwig Walb in nunmehr schon vielen Jahren auch in Europa oftmals bestätigt, gerade auch bei nervösen Störungen. Man kann die Trennkost nach Hay deshalb als vorteilhafte Kostform im Rahmen der Behandlung von Schlafstörungen, Streß und Nervosität empfehlen.

Dabei soll betont werden, daß es sich um eine **Vollwertkost** handelt, das heißt, es kommt schon die Tatsache, daß man nur vollwertige Nahrungsmittel zu sich nimmt, zum Tragen. Darüber hinaus wird der Organismus durch die Eigenart der Kombinationen nach Hay zusätzlich entlastet, wodurch, um es unwissenschaftlich auszudrücken, mehr „Energie" für die Auseinandersetzung mit der Außenwelt übrigbleibt.

Die praktische Durchführung der Trennkost

Es sind grundsätzlich drei Gedankengänge erforderlich, um die Trennkost klaglos durchführen zu können:

- Welche Nahrungsmittel werden **gemieden** und welche **bevorzugt**?
- Wie erzielt man den von Hay geforderten **Basenüberschuß** in der Endabrechnung der täglichen Nahrung?
- Worin besteht das eigentliche **Trennkost-Prinzip**?

Die Auswahl der Nahrungsmittel

Gemieden werden sollen:

- Denaturierte Produkte, wie alle Auszugsmehle, Weißbrot, Weißmehl-Teigwaren, polierter Reis, Mehlspeisen, Pudding usw.
- Weißer Zucker bzw. alles, was in Verbindung mit weißem Zucker hergestellt wird.
- Fettes Fleisch und fette Würste.
- Gehärtete Fette.
- Mayonnaisen und Saucen.

Schließlich steht Hay auf dem Standpunkt, daß auch einige natürlich wachsende Nahrungsmittel zu meiden seien, da sie sowohl einen hohen Eiweißgehalt wie auch einen hohen Kohlenhydratgehalt besitzen, so getrocknete Hülsenfrüchte.

Es wird die Verträglichkeit des einzelnen entscheiden, ob man sich hier streng an die Regeln von Hay hält. Man könnte sie als Einzelmahlzeit ja geradezu als Training unseres Verdauungsapparates benutzen. Das wäre allerdings von den Originalvorstellungen Hays abweichend.

Empfohlen sind alle anderen Nahrungsmittel, insbesondere sämtliche Gemüse- und Obstsorten sowie Vollkornprodukte. Zum Süßen können Honig, Birnendicksaft (ungezuckert) und unraffinierter Zucker verwendet werden.

Fleisch oder Fisch sind erlaubt, 100 Gramm Frischeinwaage einer Sorte pro Tag sollten nicht überschritten werden.

Ebenso sind Milchprodukte und Eier (diese nicht roh!) erlaubt. Auch hier sollte man die Mengen wegen des Eiweißgesamtgehaltes nicht überziehen. An fleisch- bzw. fischlosen Tagen sind 1 Liter Milch bzw. die daraus gewonnenen Käseprodukte gerade richtig, ebenso 1 bis maximal 2 Eier am Tag. An Tagen, an denen man auch Fleisch oder Fisch zu sich nimmt, entsprechend weniger (1/2 Liter Milch und 1 Ei).

Als Fette empfiehlt auch Hay kaltgeschlagene Kern- und Samenöle, wie Leinöl, Distelöl, Sonnenblumenöl, Kürbiskernöl, Weizenkeimöl, welche als „hochungesättigt", „chemisch nicht behandelt", „naturbelassen", „kaltgeschlagen" deklariert sein sollen. „30 bis 60 Gramm Fett täglich genügen." Man wird diese Öle, um den Gehalt an wertvollen hochungesättigten Fettsäuren nicht zu vernichten, vorwiegend für Salate verwenden.

Fleisch und Gemüse sollte man im eigenen Saft dämpfen. Butter ist erlaubt, ebenso Pflanzenfette, die man – zurückhaltend – zum Braten verwenden kann.

„Den größten Teil von Obst und Gemüse sollte man in roher Form genießen." Rohkost macht satt. Wenn man zuviel Gekochtes ißt, bleibt man ständig hungrig. „Der Mensch wird zum Vielfraß. Es genügen ihm nicht 3 Mahlzeiten, sondern er braucht 6 am Tag". (L. Walb)

Der Basenüberschuß in der Endabrechnung der täglichen Nahrung

Großen Wert legt Hay auf den Basenüberschuß in der Gesamtnahrung. Das hat die praktische Folge, daß, rein gewichtmäßig betrachtet, die Gemüse- und Obstsorten in der täglichen Nahrung das Hauptkontingent darstellen. Diese sind nämlich die großen Basenbildner unter unseren Nahrungsmitteln.

- Basenbildner sind solche Nahrungsmittel, bei denen die Mineralien **Natrium**, **Kalium**, **Kalzium** und **Magnesium** überwiegen;
- Säurebildner dagegen solche, bei denen **Phosphor**, **Chlor** und **Schwefel** überwiegen.

Wirklich neutrale Nahrungsmittel gibt es nicht, weil der Überschuß nach der einen oder anderen Seite für die Lebensfunktionen von Pflanze und Tier notwendig ist. Neutral wäre Kochsalz, da es gleich viel Natrium wie Chlor enthält. Daß es dennoch salzig schmeckt, hat damit nichts zu tun. Auch kann ein basenbildendes Nahrungsmittel durchaus sauer schmecken, etwa eine Zitrone oder auch Obstessig.

Die Bezeichnungen „basenbildend" und „säurebildend" sagen lediglich aus, ob ein Nahrungsmittel in unserem Körper nach seiner Verarbeitung in den Zellen einen Basenüberschuß oder einen Säureüberschuß hinterläßt.

Die praktische Folgerung: Will man sich basenüberschüssig ernähren, so muß man Fleisch, Fisch, Eier und Körner durch ausreichende Mengen an Gemüse und Obst abdecken. Oder umgekehrt: Man soll nicht zuviel Fleisch und Körner zur gleichen Zeit essen, da beide säureüberschüssig sind. Hay hält folgendes Verhältnis für richtig:
Fleisch (oder Fisch) + Körner = 20% des Gesamtgewichts der Nahrung;
Gemüse + Obst = 80% des Gesamtgewichts der Nahrung.

Das wird vielen zu hoch gegriffen sein, da sie zu sehr auf Körner verzichten müßten. Tatsächlich kommt man sehr gut auch mit dem Verhältnis 30 zu 70, theoretisch sogar mit 40 zu 60 aus und hat dennoch einen Basenüberschuß, insbesondere wenn man von „basenstarken" Wurzelgemüsen Gebrauch macht.

Ein Beispiel: Rindfleisch ist 12 Prozent säureüberschüssig, Karotten sind

Einen Basenüberschuß hinterlassen	Einen Säureüberschuß hinterlassen
alle Obstsorten und Südfrüchte	alle tierischen Produkte außer Milch: Fleisch, Innereien, Fisch, Muscheln, Schnecken, Eier usw.
alle Gemüsesorten und Gemüsefrüchte, auch Hülsenfrüchte, Kartoffeln	alle Körner, Kerne, Samen und Nüsse
alle Wurzeln und Knollen	alle Getreideerzeugnisse wie Brot und Teigwaren
alle Kräuter, Milch und Milchprodukte Olivenöl, Kokosfett	alle tierischen Fette und Trane alle Kern-, Keim-, Samen- und Nußöle

Man darf diese Tabelle nicht mit dem eigentlichen Trennkost-Prinzip verwechseln. Sie sagt lediglich aus, welche Nahrungsmittel basen- und welche säurebildend sind. Um einen Basenüberschuß zu erhalten, sollte man von den Produkten auf der linken Seite der Tabelle rein gewichtsmäßig mehr Gebrauch machen als von den Produkten auf der rechten Seite der Tabelle.

12 Prozent basenüberschüssig. Jeweils 100 Gramm von jedem würden einander neutralisieren. 150 Gramm Karotten und 100 Gramm Rindfleisch sind ein basenüberschüssiges Nahrungsgemisch.

Körner, Nüsse, Samen und Kerne sind 8 bis 12 Prozent säureüberschüssig, Brot und Teigwaren 5 bis 8 Prozent. Hülsenfrüchte und Kartoffeln sind im Durchschnitt 10 Prozent basenüberschüssig. Alle anderen Gemüsesorten (außer Wurzeln: 11 bis14 Prozent) und Obst im Durchschnitt 5 Prozent.

Ganz exakte Zahlen gibt es nicht, da der Mineraliengehalt der einzelnen Produkte boden- und düngungsabhängig ist. Welche Nahrungsmittel nun „basisch" und welche „sauer" sind, ersieht man aus der Tabelle.

Das eigentliche Trennkost-Prinzip

Dieses besteht darin, daß bestimmte Nahrungsmittel nicht während ein und derselben Mahlzeit, also gleichzeitig, gegessen werden sollen. Wahlloses Mischen würde eine energieverschleißende Überbelastung unseres Verdauungssystems bedeuten und die Verwertung jedes einzelnen der im falschen Gemisch beteiligten Nahrungsmittel in Frage stellen.

Mit anderen Worten: Ein Hühnerei ist ein wertvolles, konzentriertes Nahrungsmittel, ebenso Korn, etwa Weizen. Wenn man beide zugleich ißt, Rührei mit Vollkornbrot, hat man noch lange nicht doppelt gesund gegessen, denn jedes erfordert einen anderen Typus von Verdauungsvorgang, die nun gezwungenermaßen gleichzeitig ablaufen müssen. Dadurch aber wird der Nutzeffekt jedes einzelnen der beiden Nahrungsmittel gemindert. Der Organismus benötigt einen größeren Aufwand (= Energie), Ei und Vollkornbrot „in einem Aufwaschen" zu verkraften, als wenn man das ganze trennt: das Ei also zu einer anderen Mahlzeit ißt als das Vollkornbrot.

In der Endabrechnung eines Tages sind Ei und Vollkornbrot genauso im Körper, wenn man sie auf zwei Mahlzeiten verteilt, als wenn man beide auf einen Happen ißt. Der Unterschied ist, daß sie bei der getrennten Aufnahme ein Mehr an Kraft bringen, allein schon deshalb, weil sie auf diese Weise weniger an Kraft rauben. Das ist, auf einen einfachen Nenner gebracht, die Grundüberlegung des Hayschen Gedankens.

Wie erwähnt, ist die Einteilung der Nahrungsmittel in solche, bei denen der Eiweißgehalt betont ist, und in solche, bei denen der Kohlenhydratgehalt betont ist, nur eine Annäherung an das Trennkost-Prinzip. Den eigentlichen Maßstab stellen die jeweils notwendigen Verdauungsfermente.

Es gibt Nahrungsmittel, die für ihre klaglose Verdauung saures „Milieu" benötigen, das heißt, die Aufschließung des verzehrten Materials gelingt nur dann, wenn das Speisebrei-Verdauungssaft-Gemisch angesäuert ist. Und es gibt Nahrungsmittel, die zur ihrer Aufschließung ein alkalisches Milieu brauchen. Alkalisch ist insofern das Gegenteil von sauer, als beide in einem Topf, zum Beispiel im Magen, nicht gleichzeitig vorhanden sein können. Sie würden sich zumindest neutralisieren, wodurch keines der beiden – nehmen wir wieder unser Beispiel „Ei und Körner" – so zerlegt wird, daß unser Körper sie optimal verwerten kann.

Zu solchen Neutralisierungen aber wird es selten kommen. Meist wird im Magen die saure Verdauung überwiegen, aber schon abgeschwächt sein: Das Ei wird zwar zerlegt, aber nicht ganz so gut. Die Körner bleiben übrig, können nicht angegriffen werden, vergären. Und das bedeutet: Blähung.

Das ganze Geheimnis der Trennkost ist nun, zu wissen, welche Nahrungsmittel man gemeinsam, innerhalb einer Mahlzeit, verwenden kann, weil sie in dieselbe Kerbe des Verdauungsvorgangs hineinschlagen oder zumindest einander nicht stören, und welche man voneinander trennen sollte. Das ersieht man am besten aus der Tabelle auf Seite 58.

Nicht mischen!

Nahrungsmittel, die einen alkalischen Verdauungsvorgang erfordern

1. Alle Getreidearten: Weizen, Roggen, Hafer, Gerste, Hirse, Mais, Reis, Buchweizen u.a.

2. Alle Getreide-Folgeprodukte: Brote, Teigwaren, Grützen, Paniermehl-Brösel, Mehle, Grieße u. a.

3. Kohlenhydratreiche Gemüse (über 10%): Kartoffeln, Pataten, Topinambur, Stachysknollen, Schwarzwurzel, Pastinak, Kerbelrübe, Grünkohl

4. Kohlenhydratreiche Südfrüchte: Datteln, Feigen, Bananen

5. Empfohlene Süßmittel: Bienenhonig, Rübensirup, unraffinierter Zucker, Birnendicksaft

Nahrungsmittel, die einen sauren Verdauungsvorgang erfordern

1. Alle Fleischsorten, Wild und Geflügel, alle Innereien

2. Alle Fischsorten und sonstige tierische Produkte, wie Schnecken, Muscheln, Hummer, Garnelen u.a.

3. Eier

4. Milch und Käsesorten bis 55% F. i. T., das sind:
Magerstufe unter 10%
Viertelstufe mind. 10%
Halbfettstufe mind. 20%
Dreiviertelstufe mind. 30%
Fettstufe mind. 40%
Vollfettstufe mind. 45%
Rahmstufe bis 55% *

5. Alle heimischen Obstsorten: Kernobst, Steinobst, Beerenobst

6. Zitrusfrüchte: Grapefruit, Orangen, Mandarinen, Zitronen

7. Ananas, Melonen

8. Sojamehl

* Genormte Bezeichnungen in der Bundesrepublik Deutschland. In der Schweiz und in Österreich gelten ähnliche Bezeichnungen. Nur ist dort im „Rahmkäse" über 55 % F. i. T, dieser würde also in die neutrale Gruppe zählen.

Neben diesen Nahrungsmitteln, welche man innerhalb einer Mahlzeit nicht mischen sollte, gibt es die der dritten, der neutralen Gruppe. Diese erfordern weder einen besonders ausgeprägten sauren noch alkalischen Verdauungsvorgang, können also überall hinzugemischt werden. Diese dritte Gruppe stellt das eigentliche Gros der täglichen Nahrung dar, denn in ihr befinden sich fast alle Gemüsesorten, von denen man, nach Hay, bevorzugt Gebrauch machen sollte. In dieser Gruppe sind auch alle Fette und Öle enthalten, sowie Käsesorten mit einem Fettgehalt über 55 Prozent F. i. T.

Ferner die meisten Kräuter, Gewürze und auch interessanterweise Agar-Agar (Ceylon-Tang, Meeresalgen), sowie Gelatine, obwohl letztere aus 86 Prozent Eiweiß besteht. Das kann uns nur recht sein. Denn in gleicher Weise dürfen wir somit auch die von uns so empfohlene Bierhefe (Brauerei-Trokkenhefe) und auch andere Algenprodukte in die neutrale, überall hinzumischbare Gruppe zählen.

Auch Quark (Magertopfen) ist in der neutralen Gruppe. Das wird durch die besonders problemlose Verdaulichkeit dieses Nahrungsmittels begründet.

Die neutrale Gruppe ist leichter zu beschreiben, da zu ihr alle übrigen Nahrungsmittel gehören, welche sich weder durch einen besonderen Eiweißgehalt noch durch besonderen Kohlenhydrategehalt auszeichnen, noch wesentliche Mengen an Fruchtsäuren enthalten, welch letztere einen sauren Verdauungsvorgang erfordern würden (siehe Tabelle rechts).

Es gibt noch eine verfeinerte Stufe der Trennkost, welche sozusagen eine Infrastruktur der Gruppen darstellt. So soll man weder verschiedene Eiweißträger mischen („Fisch oder Fleisch") noch verschiedene Kohlenhydratträger („Körner oder Kartoffeln").

Meist ergeben sich diese Trennungen automatisch. Sicher wird man von einigem Gewohnten abgehen müssen. Panierte Fleisch- oder Fischstücke widersprechen dem Trennkost-Prinzip. Ebenso das Wurstbrot, der übliche Sandwich, die Kartoffelbeilage zur Forelle. Und viele Formen von Eintopf. Nach Hay gehören eben bestimmte Nahrungsmittel in zwei Töpfe, deren Inhalt zu verschiedenen Tageszeiten verzehrt werden sollte.

Neutrale Gruppe: Nahrungsmittel, die man überall hinzumischen kann

1. Alle Blattgemüse und Salate
2. Alle Sproßengemüse
3. Alle Rüben und Rettiche
4. Alle Zwiebeln und Lauche
5. Kraut und Kohlsorten (außer Grünkohl)
6. Grüne Hülsenfrüchte
7. Gemüsefrüchte (Paprika, Tomaten, Avocado u.a.)
8. Wasserfrüchte (außer Melone)
9. Pilze
10. Bierhefe, Algen, Gelatine
11. Nüsse
12. Alle tierischen und pflanzlichen Fette und Öle, Butter
13. Quark (Topfen) und Käsesorten mit über 60% F. i. T. (das ist Doppel rahmstufe, 60–85% F. i. T.)

⌘ Dennoch, die Umstellung zahlt sich gerade bei nervösen Leiden, für die man, um sie in den Griff zu bekommen, doch einiges tun muß, sicherlich aus.

Hay: „Wenn sich der Körper von den Schlacken gereinigt hat, mit denen er früher belastet war, so steigt der Geist zu einer Höhe und Reinheit, die vordem nie erreicht wurden, und neue Welten scheinen sich dem Glücklichen zu öffnen."

Nahrungsmittel mit besonderer Wirkung bei nervösen Störungen

Daß Heilkräuter Stoffe enthalten, die „heilsamen" Charakter bei bestimmten Störungen entwickeln können, ist allgemein bekannt, und ein bestimmter Zweig der Medizin, die *Phytotherapie*, beschäftigt sich damit. Manche dieser Heilkräuter kann man auch als Nahrungsmittel verwenden, wie etwa die Brennessel, manche finden ihre Anwendung als geschmacksverbessernde Gewürze, wie Melisse, Rosmarin, Fenchel und Lavendel, oder man läßt sie mit den Speisen mitkochen wie ein Gewürz, obwohl sie geschmacklos sind, etwa das wilde Stiefmütterchen. In diesem Fall bezweckt man eine Besserung von Hautleiden, oder, im Rahmen dieses Buches interessant, von nervösen Störungen (siehe Kapitel über Heilpflanzen, Seite 65 ff). Weniger bekannt ist, daß fast alle pflanzlichen Nahrungsmittel Stoffe enthalten, die es rechtfertigen, sie bei bestimmten Leiden bevorzugt einzusetzen. In manchen Fällen weiß man, um welche Stoffe es sich handelt, wie beim Kopfsalat das schlaffördernde *Lactucarium* oder beim Hafer das beruhigende *Avenin*. Das weiß man natürlich erst, seit es eine Chemie gibt, die so etwas feststellen kann.

In vielen Fällen aber weiß man nicht exakt, **wieso** ein Nahrungsmittel neben seiner sättigenden Wirkung auch eine beruhigende oder anregende hat. Das liegt teilweise daran, daß in den Pflanzen, die wir als Nahrungsmittel verwenden, diese Stoffe nicht so konzentriert sind wie in den Pflanzen, die wir zu den echten Heilkräutern zählen. Dadurch entziehen sie sich oft der chemischen Bestimmung. Andererseits: Man ißt ja Nahrungsmittel nicht mit dem Teelöffel, und so kann doch einiges eventuell Heilsames in den Körper gelangen.

Der Volksmund mit seinem Erfahrungsschatz, der über Generationen durch Probieren und Nachprobieren gewonnen wurde, kennt eine ganze Liste von Nahrungsmitteln, bei denen es sich lohnt, sie bei nervösen Störungen gezielt, das heißt etwas bevorzugt, einzusetzen. Dabei kann man diese Nahrungsmittel, was nun nervöse Störungen anbetrifft, in zwei Gruppen einteilen:

◆ In solche, deren vermehrter Einsatz bei der Gestaltung des täglichen Essens vorwiegend bei **Erschöpfungszuständen**, **Tagesmüdigkeit**, **Initiativlosigkeit** und **Arbeitsunlust** angebracht ist.

◆ In solche, die auch bei **allgemeiner Nervosität**, **Reizbarkeit**, **Streßüberempfindlichkeit** und **Schlaflosigkeit** empfehlenswert sind (siehe Tabelle).

Nahrungsmittel mit heilunterstützendem Charakter bei nervösen Störungen

Vorwiegend Erschöpfungszustände, Tagesmüdigkeit, Initiativlosigkeit, Arbeitsunlust	Vorwiegend allgemeine Nervosität, Reizbarkeit, Streßüberempfindlichkeit, Schlaflosigkeit
Körner	
Gerste, Hafer, Buchweizen, Weizen, Roggen, Hirse	Mais, Gerste, Hafer, Buchweizen, Weizen
Wurzeln, Rüben, Knollen (Mool)	
Petersilie, Sellerie, Möhre, rote Bete, Rettich, Meerrettich, Zwiebel, Winterzwiebel, Kartoffel	Petersilie, Möhre, Kohlrübe, Pastinak
Gemüse über der Erde (Phal)	
Artischocke, Gartenbohne, Sojabohne, Kresse	Sojabohne, Kürbis, Kopfsalat
Obst und Beeren	
Apfel, Pfirsich, Zwetschke, Himbeere, Stachelbeere, rote Johannisbeere, Preiselbeere, Erdbeere, Maulbeere	Apfel, Pfirsich, Zwetschke, Erdbeere
Gewürze	
Basilikum, Majoran, Oregano, Bohnenkraut, Thymian, Ysop, Salbei, Melisse, Rosmarin, Lavendel, Anis, Bibernelle, Gartenkerbel, Petersilie, Koriander, Fenchel, Beifuß, Estragon, Kresse, Knoblauch, Schnittlauch, Paprika, Wacholder	Basilikum, Oregano, Bohnenkraut, Thymian, Melisse, Rosmarin, Lavendel, Anis, Bibernelle, Petersilie, Fenchel, Beifuß

Einige davon wirken nach beiden Richtungen, und so mancher Mensch leidet ja auch an beiden Formen der beschriebenen Störungen.

Mit den entsprechenden Nahrungsmitteln kann man sein tägliches Essen anreichern. Dabei sollte man nicht übertreiben und sich auch nur das aussuchen, was geschmacklich zusagt. Immerhin ist unser Geschmacksempfinden in dieser Hinsicht eine Art innerer Arzt, dem man ruhig Entscheidungen überlassen kann.

Pflanzliche Nahrungsmittel mit hervorstechendem Mineralien- oder Spurenelementegehalt

Es gibt einige unter den pflanzlichen Nahrungsmitteln, die sich in bestimmter Hinsicht besonders auszeichnen: Sie sind imstande, auch aus einem armen Boden dessen Mineralien und Spurenelemente konzentriert in sich aufzunehmen. Man kann sie also zur Anreicherung unseres Körpers mit diesen Substanzen besonders rationell verwenden.

Natürlich darf man das nicht überbewerten und diese Pflanzen als besonders edel betrachten. Eher so: Bei gewissen Mineralien und Spurenelementen sind tierische Produkte im allgemeinen den Pflanzen überlegen – bei Calcium (Milch), bei Eisen und Phosphor (Fleisch), bei Kupfer (Innereien). Aber nur im allgemeinen. Es gibt Pflanzen, die es diesbezüglich mit den tierischen Produkten durchaus aufnehmen können, ihnen da und dort sogar überlegen sind. In diesem Sinne soll die das Kapitel über Ernährung abschließende Tabelle verstanden werden: Pflanzen, die man nicht vergessen soll, da schon eine kleine Handvoll von ihnen, gelegentlich verspeist, viel an dem einen oder anderen Mineral und Spurenelement bringt. Naturgemäß wird sich der überzeugte Vegetarier für diese Tabelle besonders interessieren.

Zum Vergleich ist in der letzten Zeile der Tabelle der durchschnittliche Tagesbedarf eines Erwachsenen am jeweiligen Mineral oder Spurenelement angeführt.

Pflanzliche Nahrungsmittel mit hervorstechendem Mineralien- oder Spurenelementegehalt

100 g enthalten	Calcium mg	Magnesium mg	Mangan mg	Eisen mg	Kupfer mg	Phosphor mg
Algen, getrocknet i. D.		400				1950
Bierhefe				17,3	3,32	1753
Bohne, weiß			2		2	
Brennessel	598					
Buchecker	448	324		24		
Buchweizen			2,1			
Edelkastanie			3,7			
Feldsalat				22		
Hafer	53	145	4,9	3,6	0,74	407
Leinsamen		350				
Paranuß			2,8			
Pekanuß			3,5			
Sesam-Samen	428	338		10		
Soja-Vollmehl				13	12	
Weizen			2,4			
Weizenkeime		336		9,4		1118
Weizenkleie		590				1240
Wirsingkohl			18			
Tagesbedarf des Erwachsenen	800	350	3	15	2	1000

Diese Nahrungsmittel aus der Pflanzenwelt enthalten jeweils ein oder mehrere Mineralien und Spurenelemente in außergewöhnlichen Mengen. Das wird besonders auffallend, wenn man sie mit Hafer – diesbezüglich ohnedies eines der konzentriertesten Körner – vergleicht. Wußten Sie, daß die Buchecker und der Sesam-Samen, was den Calcium- und den Eisengehalt betrifft – sonst alleinige Domäne tierischer Produkte, diesen überlegen sind? Diese Tabelle will keine Wertung anstellen, sondern aufzeigen, welche Produkte man nicht vergessen soll. (Werte nach W. Uhlich, 1981)

Heilpflanzen gegen Schlafstörungen, Streß und Nervosität

Die in diesem Kapitel beschriebenen Heilpflanzen zählen zu den sogenannten *Mite-Phytotherapeutica*, das sind, wörtlich übersetzt, „milde Pflanzenheilmittel". Dabei betrifft das Wort „mild" weniger die Wirkungsintensität, sondern vielmehr die Tatsache, daß diese Pflanzen bei richtiger Anwendung praktisch frei von Nebenwirkungen sind.

Es gehört zum Wesen der Mite-Phytotherapeutica, daß sie, selbst wenn man sich in der Auswahl vergriffen hat, keinen Schaden anrichten.

Es gibt einige situationsbedingte Ausnahmen, auf die jeweils eigens hingewiesen wird, etwa, daß man Enzian bei bestehender Magenübersäuerung nicht konzentriert nehmen sollte.

Auch ist bei diesen Heilpflanzen die „therapeutische Breite", das ist der Abstand von der **wirksamen** zur **giftigen** Dosis, groß. Die angegebenen Dosierungen sollte man trotzdem einhalten; man kann nämlich auch von einer Hafertinktur, im Übermaß genossen, Kopfschmerzen bekommen. Die bei der therapeutischen Anwendung von Pflanzen über Erfolg und Mißerfolg entscheidende Frage ist die nach der richtigen Auswahl. Sie hängt vom Beschwerdemuster des Patienten, dessen *Leitsymptomatik*, ab. Hier kann die von der modernen Pflanzenheilkunde vorgenommene Einteilung der gegen nervöse Leiden wirksamen Pflanzen in vier Gruppen, die dem jeweiligen Hauptangriffspunkt entsprechen, eine vorläufige Übersicht geben.

I. Die Phyto-Sedativa und -Hypnotica. Das sind Pflanzen, die beruhigend sowie einschlaf- und schlaffördernd wirken. Dazu gehören der Hafer, der Baldrian, der Hopfen, die Passionsblume, die Melisse und die Bitterorange.

II. Die Phyto-Tranquilizer und -Antidepressiva. Das sind Pflanzen, die beruhigend, zugleich aber stimmungsaufhellend wirken. Das klassische Mittel ist hier das Johanniskraut, aber auch Hafer, Baldrian, Melisse und Bitterorange können diese Wirkung entfalten, obwohl sie vornehmlich in der ersten Gruppe angesiedelt sind.

III. Pflanzen gegen vegetative Dystonie. Man könnte sie *Phyto-Antineurasthenica* nennen. Das sind Pflanzen, die das vegetative Nervensystem stärken. Hier steht zunächst Lavendel; aber auch Melisse, Baldrian und Bitterorange müßte man in diese Gruppe miteinordnen.

IV. Pflanzen gegen nervöse Erschöpfungszustände. Man könnte sie *Phyto-Nervotonica* nennen, das sind Pflanzen, welche die Rekonvaleszenz nach nervösen Erschöpfungszuständen fördern und beschleunigen. Darunter ist der Enzian, der in diesem Buch unter den Heilkräutern von Dr. Edward Bach abgehandelt wird; es finden sich da aber auch wieder Hafer, Baldrian, Hopfen und Melisse.

Zusätzlich sind in diesem Buch Pflanzen beschrieben, deren Angriffspunkt mehr im seelischen Bereich zu suchen ist: das Wilde Stiefmütterchen und vier der „Seelenheiler" von Dr. Edward Bach: das Heidekraut, der Enzian, das Tausendguldenkraut und der Odermennig.

Über die Wahl der richtigen Heilpflanze

Es fällt auf, daß etwa Baldrian an sich in die erste Gruppe, in die der beruhigenden und schlaffördernden Pflanzen, eingeordnet ist, daß er aber auch in den nächsten drei Gruppen – aufhellende Wirkung, Wirkung auf das Vegetativum, nervenstärkende Wirkung – seinen Platz hat.

Das gilt eigentlich für alle Pflanzen. In einer Gruppe liegt der Schwerpunkt, die anderen Gruppen stellen jeweils Randgebiete der Wirkung dar. Beim Baldrian ist das besonders ausgeprägt. Nicht umsonst nennt man ihn auch ein *Aequilans*, einen Gleichrichter, „der auf Vegetativum und Psyche ausgleichend wirkt und somit die gesamte Leistungsbreite steigert" (R. F. Weiss). Er kann die Schlafleistung ebenso heben wie die Wachleistung. Müde regt er an, und Erregte dämpft er. Wenn, und das ist jetzt der springende Punkt, **gewisse Bedingungen** gegeben sind. Diese Bedingungen entsprechen dem jeweiligen Beschwerdekomplex des Patienten. Das sind die **Leitsymptome**. Wenn die Leitsymptome dem Baldrian entsprechen, so gilt das als **Anleitung**, daß die Nutzung gerade von Baldrian erfolgversprechend ist. Für Baldrian gelten folgende Leitsymptome:

- Unruhe und Gedankenflucht,
- Schlaflosigkeit infolge innerer Unruhe,
- Neigung zu Schwindel- und Ohnmachtsanfällen,
- nervöser Bewegungsdrang,
- eingeschnürtes Hals- und Würgegefühl bei Aufregungen.

Wer sich in dieser Beschreibung erkennt, für den ist Baldrian richtig. Wer diese

Symptome nicht oder kaum besitzt, dem wird Baldrian nicht oder nur kaum helfen.

Dann sucht man unter den in diesem Kapitel angeführten Pflanzen so lange, bis man jene Leitsymptomatik gefunden hat, welche am ehesten mit dem eigenen Beschwerdekomplex identisch ist. In vielen Fällen wird man so mit einem einzigen, aber richtigen Kraut auskommen.

Nun kann es vorkommen, daß man Leitsymptome von verschiedenen Pflanzen besitzt. Dazu ein Beispiel (die passende Beschwerdekombination ist fettgedruckt):

⌘ Leitsymptome für Passionsblume:

- Spannungs- und Erregungszustände,
- Krämpfe der Muskulatur verschiedener Ursache, Beklemmungsgefühle,
- **Schlaflosigkeit infolge von Verspannung,**
- **leichte bis mittelstarke Schmerzzustände aller Art.**

⌘ Leitsymptome für Lavendel:

- **Nervenschwäche, besonders bei niedrigem Blutdruck,**
- **Tagesmüdigkeit,**
- **Neigung zu nervös ausgelösten Atembeschwerden,**
- **nervöse Sprachstörungen, nervöser Husten,**
- Verstimmungszustände bei Blähungen, Leistungsabfall nach dem Essen,
- Hauterkrankungen, auch nervöser Ursache,
- „Minderwertigkeitskomplex“.

Hier treten die Leitsymptome aus zwei verschiedenen Pflanzen an einem Patienten gemischt auf. Das bedeutet zugleich die **Anleitung**, daß man diese beiden Pflanzen mischen sollte, um einen zufriedenstellenden Erfolg zu erreichen. Man braucht dabei die Einzeldosen nicht oder nur kaum zu verringern. Man könnte ein Teegemisch zubereiten, doch ist Passionsblumentee nicht üblich. Also wird man folgendermaßen vorgehen, und das empfiehlt sich für viele Fälle, bei denen Mischungen angebracht sind:

- Lavendelblütentee: 2 Teelöffel Lavendelblüten mit 1/4 Liter siedendem Wasser überbrühen, 10 Minuten gedeckt ziehen lassen, abseihen.
- Hinzufügen von 30 Tropfen der homöopathischen Urtinktur der Passionsblume (Passiflora Ø).

Von einem der Tee, vom anderen die Tropfen oder die Essenz, das sind die sichersten Kombinationen. So kann man auch besser dosieren.

Eher selten können auch Beschwerdekombinationen auftreten, die quer durch die Leitsymptomatik von drei oder mehr Pflanzen gehen. Auch hier kann man mischen, wobei man von den Einzeldosen etwa die Hälfte nimmt. Doch sollte man, was das Mischen generell anbetrifft, die grundsätzlichen Regeln von R. F. Weiss (Internist, Vorlesender in Pflanzenheilkunde an der Universität Berlin) beachten:

„l. Nicht mehr als 2–3 Basismittel, möglichst nur eines. Keine ellenlangen Rezepte!

2. Nur 1 Adjuvans, höchstens 2, damit die Wirkung übersichtlich bleibt.

3. Als Corrigens möglichst eine Droge, die gleichartig dem Basismittel wirkt, dabei aber den Geschmack verbessert."

Basismittel sind alle, die man als alleinige Träger für einen bestimmten Zweck gibt. In unserem Beispiel „Passionsblume" und „Lavendel" ist jede der beiden Pflanzen für ganz bestimmte Symptome zuständig, welche die andere nicht bekämpfen kann. Zusammen sind das zwei Basismittel im Gemisch.

Ein *Adjuvans* ist ein unterstützendes Mittel und wäre also hier eines, das in dieselbe Richtung wirkt wie die beiden Basismittel gemeinsam. Ein solches ist selten nötig. Doch sei erwähnt, daß das Stiefmütterchen in der Pflanzenheilkunde ein sehr beliebtes und brauchbares Adjuvans darstellt, da es breite Wirkung hat und sich überall klaglos hinzumischen läßt.

Ein *Corrigens* ist ein geschmackverbesserndes Mittel. Hier empfiehlt sich, zumindest für die Zwecke dieses Buches, die Bitterorange. Auch sie kann man überall hinzufügen. Am besten in Form der Tinktur, etwa 5–20 Tropfen pro Tasse. Ein anderes beliebtes Corrigens ist die Melisse in ihren verschiedenen Zubereitungsformen.

Der Hafer
(Avena sativa L.)

⚠ Vorsichtsmaßnahmen: An sich keine. Starke Überdosierungen der homöopathischen Tinktur allerdings können Kopfschmerzen verursachen.

◆ Inhaltsstoffe: *Avenin*, eine beruhigende Substanz. Ausgeprägter Mineralstoffreichtum, hoher Kieselsäuregehalt (Haferstroh). Die Vitamine A und E verleihen dem Hafer gleichzeitig eine kräftigende Wirkung. Der Hafer kann das in Binnenländern seltene Jod auch aus jodarmen Böden ziehen.

◆ Vorkommen: In ganz Europa, bis in Höhenlagen von 1600 m.

◆ Verwendete Pflanzenteile: Blüten, Korn, Ähre, Halm.

„Die Wirkung (der Tinktur) kommt den Barbitursäurederivaten nahe, ohne deren nachteilige Nebenwirkungen zu besitzen.“* Was den Hafer besonders hervorhebt: Er ist imstande, die **Entzugserscheinungen** beim Absetzen von Drogen, von Medikamenten wie Psychopharmaka, von Alkohol usw. abzudämpfen und so erträglich zu gestalten. In dieser Eigenschaft wird er vielfach auch bei der Behandlung der Morphiumsucht verwendet. Gewöhnlich benutzt man die homöopathische Urtinktur, mehrmals täglich bis zu 15 Tropfen, je nach der Häufigkeit der entzugsbedingten Tiefs. Das ist eine außergewöhnliche Eigenschaft des Hafers, welche gerade in unserer Zeit an Bedeutung gewinnt.

Aber auch in einer anderen Hinsicht scheint Hafer vorzüglich in unsere Zeit zu passen: Mezger zitiert Schilsky, „der Avena** mit Erfolg bei Geschäftsleuten verordnet hat, deren Geschäft plötzlich durch den Krieg zerschlagen oder denen plötzlich das notwendige Hilfspersonal entzogen wurde und die sich deshalb vor Sorgen nicht mehr hinaussehen konnten ... bei solchen erschöpften und überlasteten Patienten habe es (Avena) sich als sehr zuverlässig bewährt.“

Existenzbedrohung, wie hier der wirtschaftlichen Existenz, ob nun durch Krieg oder durch Rezession hervorgerufen, führt zu **Existenzangst**. Die für den Arzt charakteristischen Symptome sind zugleich die Leitsymptome.

⌘ Die **Leitsymptome** für Avena (Hafer):

- Schlaflosigkeit und unergiebiges Grübeln,
- Eßunlust
- oder das Gegenteil: Eßgier bzw. die Neigung, sich zu „behelfen“, mit Kaffee, Zigaretten, Drogen,
- „seelische Erschöpfung“ (Schilsky).

Varianten von Existenzängsten sind die **Prüfungsängste**, überhaupt alle **Erwartungsängste**. Hier kann ein Mensch das Gefühl haben, daß er von sich aus nicht mehr bestehen kann, daß er etwas braucht, was ihm hilft, ein Mittel zur Überbrückung.

Wer nun dennoch ohne jede Hilfe auskommt und sich Belastungen und Depressionen ohne Krücke stellen kann, hat nach Bewältigung der gefürchteten Situation an Selbstsicherheit und Eigenpersönlichkeit gewonnen. Der beste Rat also wäre in solchen Fällen: überhaupt nichts zu nehmen. Die eigentliche Persönlichkeitsentwicklung, welche zur unerschütterlichen Stabilität führt, wächst am besten bar jeder Hilfe und mit den

---

* Homöopathisches Repetitorium der Deutschen Homöopathie-Union (DHU).

** Hafer in Form der homöopathischen Urtinktur.

Dornen. Doch das wird häufig Theorie bleiben.

Daher ein Vorschlag zweiter Wahl: Wenn man schon etwas nimmt, dann sollte man, bevor man mehr Zigaretten raucht oder zu Alkohol, Beruhigungs- und Aufputschmitteln greift, es mit Hafer in Form von *Avena sativa*, der homöopathischen Urtinktur, versuchen: 15–20 Tropfen in heißem Wasser oder Tee. Es wirkt zufriedenstellend, wenn es auch Drogen gibt, die stärker wirken, dafür aber die psychische Handlungsfreiheit in irgendeiner Richtung nachteilig verändern. Das tut Avena nicht, behindert keine Regulationen und auch keine Reaktionen (Verkehrstüchtigkeit), und vor allem wird man nicht abhängig!

Gut ist auch die Wirkung von Avena gegen nervöses Herzklopfen, vor allem, wenn dieses als Erschöpfungszeichen nach Überlastungen, Exzessen, Kaffee- und Tabakmißbrauch auftritt. Selbstverständlich sollte man sich in solchen Fällen nicht angewöhnen, Avena als Wiedergutmachungsmittel zu benutzen, sondern sich einer gesünderen Lebensweise befleißigen. Denn auf die Dauer schützt hier auch Avena nicht vor tiefgreifenden Schäden, wie Herzkranzgefäß-Erkrankungen als Folge von chronischem, sich mutwillig aufgehalstem Streß.

Hafer wird auch allen Menschen empfohlen, die an Schlaflosigkeit, an Nervosität und unter Streß leiden: ein besonders kräftigendes und zugleich beruhigendes Nahrungsmittel! Dabei dürfte es weniger die dem Hafer eigene Nährstoffverteilung sein, die wirkt: etwas mehr Eiweiß, etwas weniger Kohlenhydrate und doppelt soviel Fett als andere Körner. Es hat sich nämlich gezeigt, daß auch der Absud der Körner wirksam ist. In diesem sind die oben erwähnten Nährstoffe nicht oder geringer enthalten, wohl aber die Mineralien, die Spurenelemente und andere wasserlösliche Stoffe wie das Avenin.

Diesen Haferabsud hat Kneipp ganz besonders als Mittel für den körperlichen und psychischen Wiederaufbau geschätzt: „Ein wahres Labsal. Wie oft bedaure ich es, daß man derlei armseligen Kreaturen, die doch vor allem neues, gesundes Blut brauchen, alle möglichen, nur nicht solche Getränke bereitet und bietet!“

Die Zubereitungen

◆ Die **Tinktur** entspricht der Essenz aus der frischen, blühenden Pflanze des Hafers. Sie heißt *Avena sativa* Ø (Ø bedeutet „Urtinktur“) und ist in Apotheken, welche auch homöopathische Spezialitäten führen, erhältlich.

Eine **sehr probate Anwendung**: 2 Tropfen morgens und 20 Tropfen vor dem

Schlafengehen, jeweils in einem Glas heißem Wasser, verbessern Tagesmüdigkeit auf der einen Seite sowie Ein- und Durchschlafstörungen auf der anderen Seite. Der Tag-Nacht-Rhythmus wird optimiert und dadurch Spannkraft und Leistung gehoben. Offenbar kann der Organismus die unterschiedliche Tropfenanzahl entsprechend interpretieren, denn es hat sich gezeigt, daß Schichtarbeiter, welche abends 2 Tropfen nehmen und morgens 20 Tropfen, in der Nacht frischer sind und am Tag besser schlafen. Es ist besser, kein Schichtarbeiter zu sein. Denn die Vergewaltigung der Natur läßt sich durch Mehrbezahlung nicht abgelten. Aber wenn es schon nicht anders geht, kann man mit Avena sativa Ø in umgedrehter Dosierung ein wenig kompensieren.

Bei **Entzugserscheinungen**: Mehrmals täglich, entsprechend den erfahrungsgemäß auftretenden Tiefs, 15 Tropfen auf ein Glas heißes Wasser. Gewöhnlich werden es 3–6 Dosen sein.

Bei **Schlaflosigkeit**: 3 Stunden vor und unmittelbar beim Schlafengehen je 10 bis 20 Tropfen in einem Glas heißem Wasser. Hier wird gerne mit *Valeriana* (Baldrian; siehe Seite 71ff) und *Passiflora* (Passionsblume; siehe Seite 75 ff) gemischt, wobei von jedem die Tinktur genommen wird. 10–20 Tropfen von allen. Dadurch wird ein breiterer Ursachenkomplex für Schlafstörungen erfaßt. Avena allein wirkt in erster Linie gegen Schlafstörungen auf Grund von Sorgen und intellektueller Überlastung. Bei allgemeinen **nervösen Erschöpfungszuständen** wirken 3mal täglich 5–10 Tropfen Avena sativa tonisierend.

◆ Der **Absud**: 500 Gramm Haferkörner werden erst mehrmals gut mit frischem Wasser gewaschen, dann in 1 Liter Wasser so lange abgekocht, bis sie zur Hälfte eingesotten sind. Der flüssige Teil wird abgegossen. 2 Tassen täglich, nach Kneipp mit etwas Honig. Der feste Teil kann als Brei verwendet werden.

◆ Das **Haferstrohbad**: 150 Gramm gehäckseltes Haferstroh mit 2–3 Liter Wasser 20 Minuten lang kochen. Abseihen und dem Vollbad zusetzen.

Der Baldrian

(Valeriana officinalis L.)

Vorsichtsmaßnahmen: An sich keine. Aber starke Überdosierungen können Kopfschmerzen verursachen.

◆ Inhaltsstoffe: Die Valepotriate *Valtratum, Acevaltratum, Didrovaltratum*, die *Valerensäure* und die *Isovaleriansäure*. Letztere macht den typischen Geruch des Baldrians aus, weshalb man ihn auch „Stinkwurz“ nennt.

◆ Vorkommen: In ganz Europa, bis in Höhenlagen von 2000 m.

◆ Verwendete Pflanzenteile: Die Wurzel.

„Baldrian … ist das Mittel der Wahl, will man Hetze oder unruhige Zeiten besser überstehen" (M. Pahlow).

„Hetze und unruhige Zeiten", das ist ähnlich wie bei Hafer *(Avena sativa)*, aber nicht ganz das gleiche. Während es bei Avena die angstauslösende Existenzbedrohung mit ihren nervösen Folgeerscheinungen ist, wirkt Baldrian mehr auf den Menschen, bei dem das Gedankenrad infolge Reizüberflutung nicht zur Ruhe kommen kann. Er ist das Mittel gegen **allgemeine Reizzustände nervöser Art**, die auch häufig mit körperlichem Mißbehagen, wie enge Kehle, Kloß im Hals, Herzklopfen usw., einhergehen; etwa wenn man nicht ruhig sitzen kann, sondern zappelig ist, aufstehen und herumgehen muß, weil sich dann die Nerven beruhigen.

Bekannt ist auch die tonisierende Wirkung von Baldrian bei Menschen, die allzuleicht in Ohnmacht fallen, bei schon geringem, aber überraschendem Schmerz, beim Anblick von Blut, bei schlechten Gerüchen. So ist Baldrian auch die Pflanze der zartbesaiteten Frauen. Oder, wie es Jaap Huibers ausdrückt, er wirkt auf den „unterirdischen Teil unserer Psyche". Damit sind wohl diese Reflexbögen gemeint, die in Ohnmacht fallen lassen.

Baldrian wirkt auch auf den manischen Typ: „Ungewöhnliche Heiterkeit und Lebendigkeit, leichteres Auffassungsvermögen wie nach Kaffeegenuß" (Mezger), dabei aber Nervosität. Baldrian beseitigt weder die Heiterkeit noch die Lebendigkeit und das leichte Auffassungsvermögen, nur den unangenehmen Anteil: die Nervosität. Er hat keine eigentlich dämpfende Wirkung. Wohl aber beseitigt er Unruhe und Gedankenflucht, welche das Einschlafen verhindern können. Ansonsten bleibt nach Einnahme von Baldrian die notwendige intellektuelle und körperliche Leistungsfähigkeit erhalten. Pahlow empfiehlt ihn sogar nervösen Kandidaten vor der Fahrschulprüfung (1 Teelöffel Baldriantinktur in Wasser, 1/2 Stunde vor der Prüfung).

⌘ Dementsprechend die **Leitsymptome** für Baldrian:

◆ Unruhe und Gedankenflucht,

◆ Schlaflosigkeit infolge innerer Unruhe,

◆ Neigung zu Schwindel und Ohnmachtsanfällen,

◆ nervöser Bewegungsdrang,

◆ eingeschnürter Hals oder Würgegefühl bei Aufregungen.

Im Rahmen der Jahreszeiten eignet sich Baldrian hervorragend als *Yang* aufbereitender Tee für den Herbst.

Die Zubereitungen

◆ Da der Tee etwas umständlich zuzubereiten ist, wird man gewöhnlich auf die **Tinktur**, welche in Apotheken und Drogerien erhältlich ist, zurückgreifen. Bei Einschlafstörungen oder vor psychischen Belastungen: 30–50 Tropfen bis 1 Teelöffel in warmes Wasser. Bei anhaltender Nervosität: 3mal 20–30 Tropfen täglich. Es gibt zahlreiche im Handel erhältliche Baldrianpräparate, die man nutzen kann, auch einen Baldrian-Medizinalwein (1 Likörglas vor dem Schlafengehen) und einen Baldrian-„Frischpflanzensaft" (20–40 Tropfen als Einzeldosis). Die beliebte Kombination mit *Avena* (Haferblütentinktur) und *Passiflora* (Passionsblume) wurde schon auf Seite 71 erwähnt.

◆ Der **Tee**: 1–2 Teelöffel zerkleinerte Baldrianwurzeln werden in 1/4 Liter Wasser kalt angesetzt und über Nacht stehen gelassen. Morgens umrühren, abseihen und jetzt erst auf Trinktemperatur erwärmen. 2–3 Tassen täglich.

◆ Das **Bad** ist eines der wirksamsten, was Entspannung und Einschlafbereitschaft anbetrifft. Vorsicht: nicht selten schläft man schon im Bade ein, vor allem, wenn es der Körper nötig hätte und nur durch eine überdrehte Psyche wachgehalten wird. 100 Gramm Baldrianwurzeln werden mit 1 Liter Wasser 10 Stunden lang ausgezogen. Umrühren, abseihen. Dem Vollbad zusetzen. Es gibt auch fertige Baldrian-Badeextrakte.

Sammeltips

Die Baldrianwurzel wird im Herbst gestochen. Nach dem Waschen werden die kleinen, anhängenden Wurzelfasern mit einem Kamm entfernt. Der restliche Wurzelstock wird zum Trocknen aufgehängt. Klein zerschneiden, nachtrocknen und luftdicht aufbewahren.

Der Hopfen

(Humulus lupulus L.)

Vorsichtsmaßnahmen: Keine. Aber es gibt eine „Hopfenpflückerinnen-Krankheit". Durch das dauernde Ausgesetztsein der mit den ätherischen Ölen geschwängerten Atmosphäre treten bei den Pflückerinnen verschiedenartige nervöse Störungen auf wie Schlafsucht, Angst- und Erregungszustände sowie Kopfschmerzen.

◆ Inhaltsstoffe: Bitterstoffe (*Humulon* und *Lupulon*), ätherisches Öl, Gerbstoffe. Bei der Lagerung entsteht, wie beim

Baldrian, die geruchsintensive *Isovaleriansäure*. Im frischen Hopfen pflanzliche Hormone, deren Wirkung weiblichen Hormonen, den *Östrogenen*, entsprechen. Darauf beruht die speziell dämpfende Wirkung auf den Mann, teilweise aber auch die gute Wirkung bei Wechselbeschwerden der Frau.

◆ Vorkommen: Kultiviert und wild in großen Teilen Europas.

◆ Verwendete Pflanzenteile: Die weiblichen Blüten, die Hopfenzapfen und die Hopfendrüsen (das *Lupulinum*).

„Man versuche es einmal mit Hopfengetränk, aber nicht mit solchem, das der Gastwirt abgibt … dann hat man das richtige Gesundheitsmittel zur Hand" (M. Lassel). Nun, gegen ein gelegentliches Glas Bier als Hopfenlieferant wird meist nichts einzuwenden sein. Bei der Bierherstellung werden ca. 200 Gramm Lupulinum pro Hektoliter zugesetzt. Dadurch entsteht der bittere Geschmack. Außerdem wird das Bier dadurch haltbar.

Der Hopfen ist ein an sich nur mildes Beruhigungsmittel, wobei aber die schlaffördernde Wirkung eigentümlicherweise besonders ausgeprägt ist. Ähnlich wie die Passionsblume wird Hopfen gerne in der Kombination mit anderen Pflanzen genommen. Vor allem mit solchen gegen Altersbeschwerden, etwa Weißdorn und Mistel. Hopfen selbst kann man auch als gutes Mittel gegen nervöse Störungen besonders des älteren Menschen bezeichnen.

Er hat eine Reihe von weiteren brauchbaren Wirkungen: Durch die Bitterstoffe wird der Appetit angeregt. Deshalb ist Hopfen auch als Kräftigungsmittel bei der nervösen Magersucht angezeigt, ebenso, da er auch magenberuhigend wirkt, bei nervösen Magenleiden. Da die Leber- und Gallentätigkeit angeregt wird, können schlafbehindernder Druck im Oberbauch und manche Formen von Verstopfung günstig beeinflußt werden.

⌘ Die **Leitsymptome** für Hopfen:

◆ Wechselbeschwerden der Frau,

◆ Schlaflosigkeit, oft im Zusammenhang mit Verdauungsbeschwerden,

◆ nervöser Reizmagen,

◆ nervöse Magersucht.

Vielfach wurde und wird Hopfen auch als triebdämpfendes Mittel für Männer, als sogenanntes *Anaphrodisiakum*, verwendet, besonders in der Kombination mit *Kampferbromat*.

Die Zubereitungen

◆ Der **Hopfenblütentee**: 2 Teelöffel Hopfenblüten werden mit 1/4 Liter siedendem Wasser übergossen, 10 Minuten ziehen lassen. Abseihen. 2mal 1 Tasse täglich, die letzte 1/2 Stunde vor dem Schlafengehen.

◆ Der **Hopfenzapfentee**: 2 Teelöffel geschnittener Hopfenzapfen werden in gleicher Weise, wie oben beschrieben, verwendet.

◆ Es gibt auch einen **Extrakt**: 2mal 10 Tropfen täglich in Wasser.

◆ Ferner werden einige **Mischpräparate** in Tabletten- bzw. Drageeform angeboten.

Sammeltips

Meist ist Hopfen in Kulturen angelegt. Dort darf man aus besitzrechtlichen Gründen nicht sammeln. Aber Hopfen kommt auch wild vor, an Waldrändern, Ufern und in Gebüschen. Die weiblichen Blütenstände werden im Spätsommer, noch vor ihrer Reife, geerntet. Wenn sie einmal ausgereift sind, fallen beim Ernten die wertvollen Drüsen zu leicht ab. Nun läßt man trocknen.

Beim Trocknungsvorgang geht der östrogenähnlich wirksame Stoff teilweise verloren. Bei Störungen im weiblichen Klimakterium wird also das frische Material bzw. die daraus hergestellte Essenz meist besser wirken, während Männer im fortgeschrittenen Alter doch eher die getrocknete Pflanze verwenden werden.

Nach dem Trocknungsprozeß kann man, will man die Hopfendrüsen allein verwenden, diese mit Hilfe eines Siebes abschütteln.

Die Passionsblume
(Passiflora incarnata L.)

Vorsichtsmaßnahmen: Keine.

◆ Inhaltsstoffe: Flavone, wie *Vitexin, Saponarin*; Gerbstoffe. Die eigentlich wirksame Substanz war lange nicht eruierbar. Heute glaubt man, daß es das *3-Methyl-Beta-Carbolin* ist.

◆ Vorkommen: Mittel- und Südamerika, Ostindien, Antillen, auch Südeuropa. Ansonsten hierorts Glashauszuchten, da nicht winterfest.

◆ Verwendete Pflanzenteile: Blüten und Kraut.

„Bei Kindern mit großer motorischer und psychischer Unruhe … sieht man (durch die Passionsblume) Gutes" (J. Mezger).

Das Zitat muß man erweitern: „Bei Kindern und bei Jugendlichen." Hier wirkt die Passionsblume vielfach für sich allein. Beim Erwachsenen wird sie nicht selten als unterstützendes Mittel *(Adjuvans)* in Tees und Tropfengemischen herangezogen. Besonders in Kombination mit *Avena* (Hafer), Baldrian, auch Hopfen und Johanniskraut.

Die Passionsblume scheint zu den Pflanzen zu gehören, die quantitativ wirken. Die Dosis richtet sich nach der Intensität der nervösen Beschwerden. Es wird fast ausschließlich die Tinktur verwendet (allenfalls die homöopathischen Niederpotenzen D1 und D2). So kann es sein, daß man einmal mit 5 Tropfen auskommt, ein anderes Mal braucht man bis zu 60 Tropfen. 60 Tropfen als Einzelgabe sind immer noch völlig unbedenklich. Gerade die Passionsblume hat **kaum Nebenwirkungen**.

Mezger: „(Gerade) wegen des Fehlens jeglicher unangenehmer Folgen wird (die Passionsblume) sehr häufig gebraucht.“

Die Hauptwirksamkeit richtet sich gegen nervöse Störungen, vor allem gegen jene, die von Erregungszuständen und Hektik begleitet sind. Sie paßt auf jenen Typ, der vor einer Prüfung eine Zigarette nach der anderen raucht und dadurch lediglich sein Gehirn benebelt, bzw. auf jenen, der in solchen Situationen nicht weiß, was er mit Händen und Füßen anfangen soll, ruhelos auf und ab marschiert, sich stets die Krawatte richtet usw.

Der wichtigste Hinweis aber, ob die Passionsblume das richtige Kraut ist: Wenn im Rahmen des nervösen Geschehens die **Neigung zu Krampfzuständen** besteht. Das geht von der unangenehmen Verspannung der Gesichtsmuskulatur bis zur Pfötchenstellung der Finger und zum regelrechten Krampfanfall aus nervöser („hysterischer“) Ursache. In diesem Zusammenhang soll erwähnt werden, daß die Passionsblume als ein pflanzliches Hauptmittel auch gegen Krämpfe anderer Entstehung gilt. Beim *Tetanus* (Wundstarrkrampf) der Pferde soll sie sogar lebensrettend sein.

Schließlich hat die Passionsblume, verglichen mit den anderen in diesem Buch beschriebenen Kräutern, eine recht brauchbare schmerzstillende Wirkung. Das kann oft sehr erwünscht sein, etwa bei Zahnschmerzen, die von Angst vor dem Zahnarzt begleitet sind.

Dementsprechend die **Leitsymptome** für die Passionsblume:

- Spannungs- und Erregungszustände,
- Krämpfe der Muskulatur verschiedener Ursache, Beklemmungsgefühle,
- Schlaflosigkeit infolge von Verspannung,
- leichte bis mittelstarke Schmerzzustände aller Art.

Zusätzlich mildert, ähnlich wie *Avena* (Hafer), auch die Passionsblume Ent-

Einschlafmittel nach Pahlow

Tinktur	Kubikzentimeter bzw. Milliliter
Passiflora Ø (homöopathische Urtinktur)	30,0
Baldriantinktur	30,0
Pomeranzentinktur (Bitterorange)	5,0

1 Stunde vor dem Schlafengehen 1 Teelöfel in einem Glas Wasser.
Oder man mischt selbst: 30 Tropfen Passiflora, 30 Tropfen Baldrian und 5 Tropfen Tinktur der Bitterorange. Ein Teelöffel faßt ca. 65 Tropfen, also paßt es gerade.

zugserscheinungen. Die jeweils wirksamen Substanzen sind miteinander chemisch verwandt *(Indol-Alkaloide).*

Die Zubereitungen

Gewöhnlich verwendet man das im Handel erhältliche Fertigpräparat: *„Passiflora"* in der homöopathischen **Urtinktur** (Ø).

◆ Als **Tagesberuhigungsmittel**: 3mal 5–20 Tropfen.

◆ Als entspannendes **Einschlafmittel**: 3 Stunden vor dem Schlafengehen die erste Dosis: 5–60 Tropfen. Direkt vor dem Schlafengehen die zweite Dosis. Eine Steigerung der Einzeldosis über 60 Tropfen ist sinnlos. Sollte der beruhigende Effekt bei dieser Menge unbefriedigend sein, ist es besser, mit anderen Pflanzen zu mischen. Eine von Pahlow empfohlene Mischung eines Einschlafmittels zeigt die Tabelle.

◆ Wenn es nicht „ohne" geht: Vor **Schularbeiten** 5–60 Tropfen, je nach Grad der Intensität der nervösen Spannung.

Wie schon erwähnt, ist es das beste, in solchen Fällen überhaupt nichts, auch keine Kräuter zu nehmen, sondern gerade die nervöse Spannung und deren Überwindung aus eigener Kraft zur Stabilisierung der psychischen Widerstandskraft zu nutzen.

Die Melisse
(Melissa officinalis L.)

Vorsichtsmaßnahmen: Keine.

◆ Inhaltsstoffe: Ätherisches Öl mit *Citral, Citronellal, Linalool, Geraniol* sowie Gerb- und Bitterstoffe.

◆ Vorkommen: In Mitteleuropa in Kulturen und als Gartenpflanze, wild wachsend im östlichen Mittelmeergebiet.

◆ Verwendete Pflanzenteile: Die Blätter.

„Die Melisse ist ein Heilkraut für den sanften, besorgten Typ" (Jaap Huibers).

Kein Wunder, daß sich die Karmeliterinnen ihrer besonders angenommen haben. Dabei enthält der „Karmelitergeist" gar keine Melissen, obwohl er *Spiritus Melissae Compositus* heißt, sondern Citronellenöl. Dieses hat zwar den lateinischen Beinamen *Oleum Melissae Indicum*, stammt aber von einer ostindischen Grasart mit derselben Wirkung wie die echte Melisse. Der „Klosterfrau-Melissengeist" dagegen enthält ein Destillat aus der echten Melisse.

Die Melisse hat eine ebenso anregende wie beruhigende Wirkung. Das kommt besonders zaghaften Menschen mit nervösen Depressionen zugute. Der **Scheue**, etwas **Ängstliche**, der leicht beunruhigt ist, das ist der Typ für die Melisse. Demnach müßte sie eigentlich zu den Lieblingskräutern von Dr. Edward Bach gehören, doch war sie wohl in Wales, wo Bach tätig war, nicht greifbar (siehe auch Seite 89 ff).

Ein weiteres Hauptanwendungsgebiet der Melisse betrifft alle diese Störungen, welche man unter dem Sammelbegriff der „vegetativen Dystonie" zusammenfaßt: nervöse Herzschmerzen, Neigung zu Magen- und Darmbeschwerden auf Grund von Belastungen; geistige Ermüdung, Ohnmachtsneigung. Auch nervös ausgelöste, migräneähnliche Kopfschmerzen und manche entsprechende Asthmaformen sowie krampfhafte Menstruationsbeschwerden gehören zu den Angriffspunkten der Melisse. Ein breites Bild von Krankheiten und Symptomen, wobei man allerdings bedenken muß, daß es sich dabei jeweils um diese Formen handelt, die einen gemeinsamen Hintergrund haben: die ängstlich-nervöse Verspannung und (oder) die sogenannte „vegetative Dystonie". Man könnte – das darf man aber nicht abwertend verstehen – auch sagen: Die Melisse ist für die Mimosen unter uns besonders gut geeignet. Allgemein wird sie auch als Kräftigungsmittel nach Erkältungen und Infektionskrankheiten geschätzt, da sie hier ihre besondere tonisierende Wirkung entfaltet.

⌘ Die **Leitsymptome** für Melisse:

- ◆ nervöse Reizüberflutung mit körperlich empfundenen Beschwerden (vor allem Herz, Magen, Atmung, Kopf),
- ◆ psychische Erschöpfungszustände,
- ◆ Einschlafstörungen durch Unruhe und Angst,
- ◆ Schwindelzustände und Ohnmachtsneigung,
- ◆ Neigung zu melancholischem Verzagtsein, auch infolge von Einsamkeit.

Es wurde festgestellt, daß die Wirkstoffe der Melisse ihren nachweisbaren Angriffspunkt im *Limbischen System* des Gehirns besitzen. Dieses System ist für die Steuerung der vegetativen Funktionen sowie für die Abschirmung des Großhirns gegen allzu starke Reize zuständig.

Auf dieselbe Weise wirken die synthetischen Tranquilizer. Dementsprechend kann man die Melisse als *pflanzlichen Tranquilizer* (pflanzliches Beruhigungsmittel) bezeichnen (nach E. Holm, zitiert bei R. F. Weiss).

Die Zubereitungen

◆ Der **Tee**: 2 Teelöffel geschnittene Blätter mit 1/4 Liter siedendem Wasser überbrühen. 10 Minuten **gedeckt** ziehen lassen. 2mal täglich 1 Tasse, bei Bedarf auch mehr. Alle Pflanzen, deren Wirksubstanz ätherische Öle sind, muß man gedeckt ziehen lassen, da sich sonst die wertvollen Stoffe verflüchtigen.

◆ Der **Melissengeist** (innerlich): 60 Gramm getrocknete Melissenblätter mit 1 Liter 45prozentigem Alkohol oder Branntwein übergießen. Dazu je 10 Prisen Gewürznelken, Koriander, Zimt und Muskatnuß, ferner 1 Zitronenschale. 1 Woche im Schatten ziehen lassen, abfiltern. In gut verschlossener Flasche aufbewahren. Mehrmals täglich oder bei Bedarf 1 Teelöffel in Wasser, Honigwasser oder Milch.

Melissengeist ist im Handel erhältlich. Es gibt auch einen Melissengeist speziell für **äußerliche** Anwendungen. (Vorsicht! Nicht trinken! Hier ist vergällter Alkohol verwendet.)

◆ Der **Melissenwein**: 30 Gramm getrocknete Melissenblätter in einem Liter Weißwein 24 Stunden lang bei circa 35 °Celsius geschlossen ziehen lassen (Ofennähe). Abfiltern. 1/16 Liter in sehr kleinen Schlucken 1/2 Stunde vor dem Schlafengehen trinken.

◆ Das **Vollbad**: 60 Gramm getrocknete Melissenblätter mit 1 Liter Wasser kalt ansetzen, zum Sieden erhitzen, 10 Minuten gedeckt ziehen lassen. Abseihen, dem Vollbad zusetzen.

◆ Die Melisse ist, teilweise wegen ihrer Wirksamkeit, teilweise wegen ihrer geschmacksverbessernden Eigenschaften (als *„Corrigens“*), in zahlreichen Teegemischen, Tinkturen und Präparaten enthalten. Am häufigsten **im Gemisch** mit Pfefferminze (Magen-Darm-Beschwerden), mit Passionsblume, Baldrian oder Johanniskraut, je nach Art nervöser Beschwerden.

Sammeltips

Wer einen Garten besitzt, sollte die Melisse selbst anpflanzen. Vier Stauden genügen für den Bedarf einer Familie. Die Stöcke werden zu Frühjahrsbeginn gepflanzt. Man sucht einen humusreichen Boden in der Sonnenecke des Gartens, am besten in der Nähe einer licht- und wärmereflektierenden weißen Mauer, und setzt die (im Handel erhältlichen) Stöcke in knapp 1/2 Meter Abstand. Boden gut aufharken. Die Ernte der Blätter soll vor der Blütezeit erfolgen. Nach einer Bauernregel am 24. Juni (Johannistag; die Melisse blüht selten vor Ende Juni, Anfang Juli). Die Blätter werden in nicht zu starkem Schatten getrocknet. Es soll auch nicht zu heiß sein, da sonst die ätherischen Öle entweichen. Nach dem Trocknungsprozeß zerkleinern und luftdicht aufbewahren.

Der Lavendel

(Lavandula officinalis Chaix et Vill.)

Vorsichtsmaßnahmen: Während die Blüten unbedenklich sind, können Überdosierungen des Öls (1 Gramm) Benommenheit sowie Magen- und Darmstörungen verursachen. Dosierungen einhalten!

◆ Inhaltsstoffe: Ätherisches Öl, *Cumarin*, Bitter- und Gerbstoffe.

◆ Vorkommen: Im Mittelmeergebiet *(Lav. stoechas L.)*, in Mitteleuropa *(Lav. vera L.)*, in den Alpen *(Lav. spica L.)*.

◆ Verwendete Pflanzenteile: Die Blüten.

„Im Gurgelwasser reinigt er die kleinen Wunden im Mund und wird selbst mit Zungenlähmung und Stottern fertig ..." (M. Mességué).

Wenn es auch Mességué etwas übertrieben ausgedrückt hat, es stimmt, daß der Lavendel eine besondere entspannende Wirkung auf die Muskulatur von Zunge, Rachen und Luftröhre besitzt. Einen Versuch ist das Gurgeln mit verdünnter Lavendelessenz (4 Tropfen auf 1 Glas Wasser) bei Sprachstörungen also wert.

Ansonsten hat der Lavendel eine recht breit gefächerte Wirkung. Wie die Melisse gehört er zu den *pflanzlichen Tranquilizern*. Dementsprechend ist die Wirkungsrichtung: **nervenberuhigend und zugleich stimmungsaufhellend**. Er kommt besonders Menschen, die auch an zu niedrigem Blutdruck leiden, zugute.

Das konnte man feststellen als Wirkung allein schon vom Lavendel-Vollbad. Über den Riechnerv wird der Geruchsreiz auf das Gehirn übertragen und führt dort zu einer Stimulierung im Bereich des Zwischenhirns (R. F. Weiss). Solche Beeinflussungen lassen sich bei der Gehirnstromableitung (EEG) nachweisen.

Zusätzlich aber besitzt der Lavendel einen blähungswidrigen Effekt, teilweise, weil er die Gallensekretion sanft anregt, teilweise, weil er direkt in krankhafte Gärungsprozesse im Darm eingreift.

Kneipp glaubte, daß der Lavendel deshalb bei „Gemütsleidenden mit bestem Erfolg" wirke. Durch das Entfernen „der namentlich auf das Gehirn schlimm einwirkenden Gase" käme es zur Stimmungsaufhellung. Zum Teil stimmt das, zum größeren Teil aber, wie wir heute wissen, ist der positive Einfluß auf das Gemüt durch die direkte Beeinflussung des Zentralnervensystems bedingt. Wegen seiner krampflösenden Eigenschaften auf die Atemwegsmuskulatur hat der Lavendel auch unterstützende Wirkung bei Asthma und Bronchitis. Schließlich gilt er als eines der guten pflanzlichen Mittel für verschiedene Hauterkrankungen. Bei Akne ebenso wie bei Ekzemen und sogar bei Läusebefall. Denn wie die Melisse vertreibt Lavendel viele „Schad"-Insekten, während „Nutz"-Insekten (Bienen) von beiden angezogen werden.

Wegen seiner hautverbessernden Wirkung spielt der Lavendel auch in der Schönheitspflege eine Rolle. Ein einfaches **Rezept**: 60 Gramm Lavendelblüten in einem Liter Weißwein 2 Wochen ziehen lassen, in unverkorkter Flasche, also unter Luftzutritt. Dann abseihen. 2mal täglich 1/16 Liter innerlich, gleichzeitig auch äußerlich anwenden (mit einem Wattebausch); gegen unreine Haut.

Unreine Haut kann für nervöse Störungen mitverursachend sein, ebenso wie Blähungen. Im Lavendel haben wir ein Mittel, das von verschiedenen Seiten angreift, um letztlich die Gemütslage zu verbessern. Da Lavendel auch eine schmerzstillende Wirkung hat, ist er in vielen pflanzlichen Einreibungen mitenthalten, neben Melisse, Rosmarin und Muskatnuß (kampferhaltig).

⌘ Die **Leitsymptome** für Lavendel:

- ◆ Nervenschwäche, besonders bei niedrigem Blutdruck, Tagesmüdigkeit,
- ◆ Neigung zu nervös ausgelösten Atembeschwerden,
- ◆ nervöse Sprachstörungen, nervöser Husten,
- ◆ Verstimmungszustände bei Blähungen, Leistungsabfall nach dem Essen,
- ◆ Hauterkrankungen, auch nervöser Ursache,
- ◆ „Minderwertigkeitskomplex" (J. Huibers).

Lavendel besitzt, mehr als manche andere Kräuter, eine **Sofortwirkung**. Deshalb wird man ihn vielfach „bei Bedarf" nehmen: bei Herzklopfen, Völlegefühl, Blähungen, aber auch bei krisenhafter Niedergeschlagenheit.

Die Zubereitungen

◆ Der **Tee**: 2–3 Teelöffel Lavendelblüten mit 1/4 Liter siedendem Wasser überbrühen. 10 Minuten gedeckt ziehen lassen. Abseihen. Der Tee soll besonders bewußt in kleinsten Schlucken getrunken werden, damit auch die Geschmacks- und Geruchsnerven miterregt werden. Bei Bedarf 2–4 Tassen täglich.

◆ Die **Essenz** ist im Handel erhältlich. Bei Bedarf 5–10 Tropfen in einem Glas Wasser.

◆ Das **Bad**: 50 Gramm Lavendelblüten mit 1 Liter Wasser kalt ansetzen, zum Sieden erhitzen und kurz aufwallen lassen. 20 Minuten gedeckt ziehen lassen. Dem Badewasser zusetzen. Man kann aber auch einen größeren Lavendelstrauß (am Markt erhältlich) in die Badewanne geben.

◆ Lavendel ist Bestandteil mancher **Gallentropfen** neben Kalmus, Minze, Löwenzahn, Schöllkraut, Mariendistel.

Sammeltips

Die Erntezeit ist zu Beginn der Blüte, je nach geographischer Breite und Höhenlage, von Ende Juni bis September. Man sammelt die Büsche und hängt sie zum Trocknen auf. Nach der Trocknung werden die Blüten abgerebelt und luftdicht aufbewahrt.

Für Gartenbesitzer: Man kann Lavendel im Garten anpflanzen. Im Unterschied zur Melisse bevorzugt er allerdings eher trockenen, kalkreichen Boden. Man benutzt im Handel erhältliche Stöcke und setzt sie im Frühjahr in Abständen von 1/2 Meter auf sonnigem Areal. Im Spätsommer, nach Ernte und Blüte, leicht beschneiden.

Die Bittere Orange

(Citrus aurantium L. Subspecies amara)

⌘ Vorsichtsmaßnahmen: Keine.

◆ Inhaltsstoffe: Ätherisches Öl und die Bitterstoffe *Neohesperidin, Naringin, Limonin.* Durch in der Orange enthaltene Stoffe wird das Vitamin P aktiviert, welches die Haarbildung fördert und Blutungen vorbeugt.

◆ Vorkommen: Südeuropa.

◆ Verwendete Pflanzenteile: Blüten, Blätter, Schale.

„Sie ist das beste Beruhigungsmittel, das ich kenne. Geängstigten, unter Angstzuständen Leidenden, jenen, deren Herz bei der geringsten Aufregung wild zu schlagen beginnt, jenen, die keinen Schlaf finden können, Neurotischen, Hysterikern, Unruhigen, ihnen allen kann mit Orangenblüten geholfen werden“

(M. Mességué). Tatsächlich liefert uns die Bitterorange mit ihren verschiedenen Pflanzenteilen ein sehr brauchbares Mittel gegen zahlreiche nervöse Beschwerden. Es gibt mehrere Orangenarten, die sich alle durch eine mehr oder weniger ausgeprägte beruhigende und schlafffördernde Wirkung auszeichnen. Am stärksten wirkt die bittere Unterart *(Subspecies amara)*. Die übliche Süßorange *(Citrus sinensis Osbeck)* wird wohl auch von der Volksmedizin verwendet und manchmal (leider) auch zum Strecken von Teemischungen der Bitterorange. In die offizielle Pflanzenheilkunde hat die Süßorange auf Grund ihres zu schwachen Wirkstoffgehalts keinen Eingang gefunden.

Wie Baldrian, Enzian und Tausendguldenkraut gehört auch die Bitterorange zu den *Amara*, den Bitterstoffträgern, allerdings in einer besonderen Form: der *Amara aromatica*, das heißt, frei übersetzt, zu den wohlschmeckenden Bitterstoffträgern. Das ist ein vielgenutzter Vorteil, denn man kann sie mit jedem Bittermittel mischen. Dadurch erreicht man eine beachtliche und oft erwünschte Geschmacksaufbesserung von Tees, Sirups oder Tinkturen. Davon wird bei Pflanzenmischungen – nicht nur – für Kinder gerne Gebrauch gemacht. Das Bitterorangenwasser wird ja sogar in der Süßwarenindustrie verwendet. In vielen modernen Kräuterbüchern liest man, daß der Wert der Bitterorange nur in dieser geschmacksverbessernden Wirkung liege, und in vielen Kräutermischungen ist sie nur als *Corrigens* angegeben, als Mittel, welches andere Kräuter für den Gaumen angenehm machen soll. Doch da tut man ihr unrecht. Sie wirkt durchaus für sich alleine, und besonders in einer Hinsicht ist sie anderen Pflanzen überlegen: in der **Promptheit des Wirkungseintritts**. So empfiehlt R. F. Weiss, den Tee (aus der Schale) direkt vor dem Schlafengehen, sozusagen auf der Bettkante, einzunehmen. Bei den meisten anderen Pflanzen heißt es: 1/2 Stunde oder auch bis zu 3 Stunden vorher.

Nun kann man von dieser prompten Wirkung auch tagsüber Gebrauch machen: wenn plötzlich nervös machende Situationen auftreten. Ein schnell zubereiteter Tee oder, was noch schneller geht, die Tropfen oder die Essenz können hier noch rechtzeitig helfen. Die Bitterstoffe der Bitterorange haben auch eine besondere Wirkung auf den „flauen Magen" sowie auf Übelkeit und Erbrechen. Deshalb gilt der Blüten- oder Blättertee als eines der besten magenberuhigenden Mittel nach Alkoholmißbrauch.

⌘ **Leitsymptome** für Bitterorange:

◆ plötzlich auftretende Anfälle von Nervosität,

- unvermittelte Angstzustände, besonders mit Herzklopfen (das Herz klopft bis zum Hals),
- Nervosität, die sich auf den Magen schlägt, wenn der „Appetit vergangen" ist,
- Einschlafstörungen.

Die Blätter des Bitteren Orangenbaumes, als Tee verwendet, können auch bei bestimmten Migräneformen hilfreich sein. Vor allem bei solchen, die durch Streßsituationen, Nervosität und innere Verkrampfung ausgelöst werden.

Die Zubereitungen

- Der **Tee** aus den **Schalen**: 2 Teelöffel Schalen der Bitteren Orange* werden mit 1/4 Liter siedendem Wasser überbrüht, 10 Minuten gedeckt ziehen lassen, abseihen. In Schlucken trinken. Direkt vor dem Schlafengehen oder bei nervösen Situationen.
- Der **Tee** aus den **Blättern** und den **Blüten** wird in gleicher Weise zubereitet. Die Blätter wirken stärker gegen Verspannungen, auch der Muskulatur, die Blüten besser gegen innere Unruhezustände.
- Die **Tinktur**: 100 Gramm Orangenschalen* in 1/2 Liter Branntwein ansetzen, 8 Tage ziehen lassen, abfiltern. 1 Teelöffel vor dem Essen. Diese Tinktur wirkt appetitanregend. Die im Handel erhältliche Tinktur *(Tinctura aurantii)* ist konzentrierter. Hier ist die Einzeldosis 20 Tropfen: Zur Appetitanregung oder als prompt wirkendes Mittel bei nervös machenden Belastungen.
- Es gibt auch ein **Orangenblütenwasser**, das früher gerne als Kräftigungsmittel nach überstandenen Krankheiten genommen wurde. 3–5mal täglich 1 Eßlöffel.

Man kann, wie erwähnt, die Bittere Orange als geschmacksverbessernden Zusatz zu praktisch allen unangenehm schmeckenden Kräutern verwenden.

Manchmal gibt es Differenzen bei der Zubereitungsdauer. Dann geht man so vor, wie an einem Beispiel beschrieben: Baldrian + Bittere Orange. Es gibt drei verschiedene rationelle Möglichkeiten:

- Baldrian als Tee (lange Zubereitungsdauer) + 20 Tropfen Tinktur der Bitteren Orange.
- Bittere Orange als Tee (kurze Zubereitungsdauer) + 1 Teelöffel Baldriantinktur.
- Gemisch beider Tinkturen; 1 Teelöffel Baldrian + 20 Tropfen Bittere Orange, in einem Glas Wasser.

* Selbstverständlich soll man ungespritztes Material verwenden.

In der Wirkung gibt es theoretisch keine Unterschiede. Das praktisch Wichtigste ist das wirklich **schluckweise Trinken**, um über die Mundschleimhaut auch das Zwischenhirn zu erreichen.

Das Johanniskraut
(Hypericum perforatum L.)

⊠ Vorsichtsmaßnahmen: Bei langdauernder innerlicher Anwendung pralles Sonnenlicht vermeiden, da Johanniskraut die Haut lichtüberempfindlich macht. Sonst keine Nebenwirkungen.

◆ Inhaltsstoffe: Ätherisches Öl mit *Hypericin* als Hauptwirkstoff. Ferner das Flavon *Hyperosid*, das *Quercetin*, Gerbstoffe und *Cholin*.
◆ Vorkommen: In ganz Europa, bis 2000 m Höhenlage.
◆ Verwendete Pflanzenteile: Blätter, blühende Sproßspitzen.

„Das Johanniskraut ist eine psychotrope Heilpflanze. Man könnte (es) als ein Phyto-Antidepressivum bezeichnen" (R. F. Weiss).

Ein *Phyto-Antidepressivum* ist eine Pflanze, die stimmungsaufhellend wirkt. Das geht nun nicht so weit, daß man mit Johanniskraut die echten endogenen Depressionen, die schweren Melancholien behandeln könnte, dazu ist es sicher zu schwach. Versuche sind in dieser Richtung vorgenommen worden, haben aber keine Erfolge gebracht (K. Daniel).

Viele andere Formen von **Depressionen** aber sprechen gut an. In erster Linie solche der älteren Menschen, die auf Mangeldurchblutung im Gehirn und auch auf Verkalkung der Gefäße beruhen. Ferner bei den hormonell bedingten Depressionen der Wechseljahre. Die besten Erfolge mit Johanniskraut sieht man bei den gar nicht so seltenen Depressionen, wie sie nach Gehirnerschütterungen oder Gehirnverletzungen auftreten. Oft erst Jahre im nachhinein, so daß man an den Zusammenhang gar nicht mehr denkt. Meist treten neben der Depression Schwindelgefühle, Kopfschmerzen und Denkverlangsamung auf. In solchen Fällen ist Johanniskraut geradezu das Mittel der Wahl. Mezger: „Viele (solche) Patienten verdanken dem Johanniskraut dankbar ihre Heilung."

Das gilt nun nicht nur für Gehirnerschütterungen, sondern auch für andere Verletzungen im Bereich der Nerven, welche auch psychische Störungen nach sich ziehen können, wie Peitschenschlagverletzungen nach Auffahrunfällen. Ständige Kopfschmerzen, Konzentrationsschwäche und Antriebslosigkeit sind häufige Folgen. Auch hier ist ein Versuch mit Johanniskraut angezeigt. Ein anderer Wirkungsschwerpunkt, bei dem sich Johanniskraut oft genug bewährt hat, ist bei bestimmten Erkrankungen der **Kinder** zu finden: Bettnässen und angstvolles Aufschrecken in der Nacht *(Pavor nocturnus)*. Bei Bettnässen vor allem dann, wenn seelische Ursachen zumindest mitbeteiligt sind.

Johanniskraut ist bei psychischen Störungen keine Pflanze mit Sofortwirkung. Ähnlich wie bei Weißdorn treten die Erfolge meist erst nach etwa 3–4 Wochen ein, um dann allerdings sehr stabil zu bleiben. Längere Kuren werden also in den meisten Fällen notwendig sein, wobei man die eingangs erwähnte Einschränkung beachten sollte: Während einer Kur sich nicht zu sehr in der prallen Sonne aufhalten! Es können, besonders bei pigmentarmen Menschen, entzündliche Hautrötungen und auch Ekzeme auftreten. Ansonsten wird Johanniskraut auch bei längerer Anwendung gut vertragen.

Leitsymptome für Johanniskraut:

- Depressionen, vor allem altersbedingte und nach Kopfverletzungen auftretende,
- Lustlosigkeit und Initiativverlust,
- Konzentrations- und Gedächtnisschwäche,
- Angstgefühle mit fallweiser Neigung zum Weinen,
- Angstzustände der Kinder.

Darüber hinaus wird Johanniskraut als Wundheilmittel (das Öl) und als Mittel zur Beschleunigung des Heilvorgangs nach Verletzungen, vor allem von Nervenverletzungen, gebraucht.

Die Zubereitungen

- Der **Tee**: 2 Teelöffel Johanniskraut mit 1/4 Liter siedendem Wasser überbrühen, 10 Minuten gedeckt ziehen lassen. Abseihen, 2–3 Tassen täglich. Häufig wird an Stelle dieses Aufgusses auch die kurze Abkochung als wirksamer empfohlen: Mit kaltem Wasser ansetzen, zum Sieden erhitzen und 10 Sekunden kochen lassen. Nur 3 Minuten ziehen lassen und abseihen.
- Die **Tinktur**: 20 Gramm getrocknetes Johanniskraut werden mit 100 Gramm 70prozentigem Alkohol angesetzt. 10 Tage ziehen lassen, dann abpressen. Von diesem Abpressen, bei Hausgebrauch eventuell im gedrehten Tuch, hängt zum Teil der Gehalt der Tinktur an Wirkstoffen ab. Besser ist es, sich die Tinktur in der Apotheke zu beschaffen, denn dann kann man sagen: 5–10 Tropfen in Wasser, 3mal am Tag, ist richtig, weil hier der Wirkstoffgehalt immer gleich ist.
- Das **Öl**: Für das Öl benutzt man die frischen Blüten, welche gut zerrieben werden (Mörser). 25 Gramm werden mit

500 Gramm Olivenöl vermischt und in eine Milchglasflasche mit weitem Hals gegeben. Man läßt das Gemisch im Schatten, aber bei warmer Temperatur, circa 4 Tage lang offen gären. Dabei mehrmals umrühren. Erst nach Beendigung der Gärung wird die Flasche, jetzt gut verschlossen, dem Sonnenlicht ausgesetzt. Allmählich bildet sich die leuchtend rote Farbe. Der Prozeß ist nach etwa 6 Wochen abgeschlossen. Nun abpressen und das Öl von der wäßrigen Schicht abgießen. Gut verschlossen aufbewahren. 2–3mal täglich 1 Teelöffel innerlich. Äußerlich zur Wundbehandlung, aber auch zum Bürsten bestimmter psychisch wirksamer Punkte. Auch hier ist es besser, man beschafft sich das Öl in der Apotheke. Bei der Selbstherstellung unterlaufen ohnedies meist Fehler.

Sammeltips

Es gibt verschiedene Johanniskrautarten, von denen nur eine medizinisch gebraucht wird. Diese ist leicht erkenntlich am plattgedrückten, zweikantigen Stengel. Das ist das **Tüpfel-Johanniskraut**. Die Blätter weisen, wenn man sie gegen das Licht hält, durchscheinende Tüpfel auf. In diesen Tüpfeln ist ein guter Teil der Wirkstoffe gespeichert. Man sammelt zu Beginn der vollen Blüte, meist um Johannis, 24. Juni. Das Kraut wird über dem Boden abgeschnitten, zu Büscheln gebunden und im Schatten getrocknet. Die Blätter zerkleinern und luftdicht aufbewahren.

Das Stiefmütterchen
(Viola tricolor L.)

Vorsichtsmaßnahmen: Sehr selten allergische Hautreaktionen, die nach Absetzen wieder verschwinden.

◆ Inhaltsstoffe: Bitterstoffe, Gerbstoffe, *Flavon-Glykoside, Saponine.* Der Stoff *Gaultherin* bildet durch fermentative Spaltung *Methylsalicylat*, weshalb das Stiefmütterchen auch bei rheumatischen Erkrankungen angezeigt ist.
◆ Vorkommen: In ganz Europa, auf trockenen Wiesen.
◆ Verwendete Pflanzenteile: Die Blüten, auch das Kraut.

„Man verwendet den Tee bei ... nervösen Herzbeschwerden und bei Nervenschwäche, Hysterie, Schwermut und Erschöpfung. Wer eine Frühjahrskur macht, mischt dem Tee Stiefmütterchen bei" (K. Rauscher).

Das Stiefmütterchen ist überhaupt eine Pflanze, die man gerne „hinzumischt". In vielen Gegenden lassen die Bäuerinnen bei der Zubereitung des Kinderbreies eine Prise getrocknetes Stiefmütterchen mitkochen, um den „Frieselausschlag“ zu verhindern, oder den Milchschorf.

Auch in der modernen Pflanzenheilkunde wird vor allem die günstige Wirkung des Stiefmütterchens auf Hauterkrankungen aller Art vermerkt und dabei betont, daß man es auch zu Milch oder sonstigen Speisen wie ein Gewürz verwenden kann; die Wirkung ist dieselbe wie beim Tee.

Der Geschmack der Speisen wird durch Stiefmütterchen übrigens nicht verändert. Neben diesen hervorstechenden Wirkungen auf die Haut und auch auf rheumatische Beschwerden geht in den Beschreibungen sein Wert für seelische Leiden meist unter. Und doch ist es gerade auch hier sehr verläßlich, und vor allem sehr praktisch, gerade weil man es überall hinzumischen kann, zu jedem Tee, sogar zu den Speisen. Die Wirkung des Stiefmütterchens trifft den Grenzbereich zwischen vegetativen und psychischen Leiden.

⌘ So lassen sich folgende **Leitsymptome** für das Stiefmütterchen festhalten:

- traurige und verdrießliche Stimmung,
- Schwermut,
- fallweise „Hysterie“ („Durchdrehen“),
- Mangel an Arbeitslust, Erschöpfung,
- Hauterkrankungen, auch nervöser Natur, vor allem nervöses Jucken,
- nervöse Herzbeschwerden, nervöse Blasenleiden.

Da das Stiefmütterchen auch der Arterienverkalkung vorbeugt, hat es eine besondere Wirkung auf die **psychische Situation älterer Menschen**. In der gleichen Richtung ist auch seine senkende Wirkung auf die erhöhte Harnsäure anzusehen.

Die Zubereitungen

- Der **Tee**: 2 Teelöffel getrocknetes Kraut werden mit 1/4 Liter siedendem Wasser überbrüht, 10 Minuten ziehen lassen, abseihen, 2mal 1 Tasse. Oder: 40 Gramm getrocknete Blüten mit 1 Liter siedendem Wasser überbrühen, 10 Minuten ziehen lassen, abseihen, 2–3 Tassen täglich.
- Das **Bad**: 200 Gramm getrocknete Blüten und Blätter werden in 2 Liter Wasser kalt angesetzt. Kurz aufkochen lassen, vom Herd nehmen, 15 Minuten ziehen lassen, abseihen. Dem Vollbad zusetzen.
- Es gibt **Mischtropfen**: Stiefmütterchen, Johanniskraut, Goldrute und weiße Taubnessel, welche beim nervösen Bettnässen der Kinder, aber auch bei der

nervösen Reizblase Erwachsener wirksam sind.

Sammeltips

Das wilde Stiefmütterchen wächst auf Äckern und Wiesen und wird, zum Unterschied vom (nicht heilwirksamen) Gartenstiefmütterchen, 20–30 Zentimeter hoch. Man sammelt das blühende Kraut (Mai bis August) und hängt es gebündelt verkehrt auf. Wenn der Trocknungsvorgang zu lange dauert, geht ein Teil der Wirkstoffe verloren. Nach der Trocknung luftdicht aufbewahren.

Aus dem Kräuterschatz von Dr. Edward Bach

Ein Arzt, der sich besonders mit den verschiedenen seelischen Störungen und den Heilpflanzen, die man dagegen einsetzen kann, beschäftigt hat, war der Engländer Dr. Edward Bach. Er wurde 1886 bei Birmingham geboren, studierte in Cambridge Medizin und widmete sich zunächst einem sehr exakten Gebiet, der Bakteriologie. Zugleich interessierte ihn auch die seelische Struktur seiner Patienten, wobei er das große Talent hatte, dem wirklich nachspüren zu können und die oft nur kleinen Unterschiede in der Verhaltensweise der Menschen treffsicher bestimmen zu können, etwas, das für die spätere Ermittlung der richtigen Heilpflanze von großer Bedeutung ist.

Zunächst aber wandte er sich nicht den Heilpflanzen zu. Er übte eine bedeutende Praxis in der Harley-Street in London aus und widmete sich seinen bakteriologischen Forschungen. Dabei fand er eine merkwürdige Parallele: Sieben Bakterienstämme, die im menschlichen Darm vorkommen, entsprechen sieben typischen seelischen Zuständen, jeweils einer bestimmten Persönlichkeitsstruktur.

Bei angstbetonten Menschen war ein anderer Bakterienstamm „vorherrschend" als bei mutlosen oder initiativlosen. So definierte er sieben verschiedene psychische Zustände. In Schlagworten:

- der Ängstliche,
- der Unsichere,
- der Interesselose,
- der Einsame,
- der Beeinflußbare,
- der Mutlose und
- der Besorgte.

Und dazu noch Untertypen, welche wieder Untertypen von gleichzeitig im Darm vorherrschenden Bakterienstämmen entsprachen.

Seine bakteriologischen Forschungen betrieb er im Königlichen Londoner homöopathischen Krankenhaus. Also war es naheliegend, daß er Therapeutika auf homöopathischer Grundlage suchte. Dazu schienen ihm die Bakterienstämme selbst am geeignetsten. Aus ihnen entwickelte er *Nosoden*, die als die „Bach-Nosoden" bekannt wurden.

Das ging folgendermaßen vor sich: Der vorherrschende Bakterienstamm wurde entnommen, in eine Nährlösung gebracht, dort kultiviert und schließlich durch Hitze sterilisiert. Das so gewonnene Material wurde sodann nach homöopathischen Gesichtspunkten aufbereitet (Herstellung von Verdünnungsreihen = *Potenzen*) und dem Menschen wieder einverleibt. Man nennt das auch eine *Isotherapie*, das heißt, das Mittel wird gegen die Krankheit angewandt, der es entstammt.

Dabei muß erwähnt werden, daß Bach der Überzeugung war, daß alle Krankheiten ihren Ursprung in der menschlichen Psyche haben: Körperliche Krankheiten also als „die Konsolidierung einer bestimmten seelischen Haltung". So auch die Bakterienstämme, die er nur zur Behandlung der psychischen Wurzelkrankheit einsetzte.

Bach war erfolgreich, doch ihn befriedigte das Arbeiten mit den Bakterienstämmen nicht. Allmählich wandte er sich von ihnen ab und suchte unter den Heilpflanzen nach entsprechenden, aber wirkungsvolleren Mitteln. Zunächst entdeckte er zwölf Heilpflanzen, die seinen Ansprüchen genügten. Später dehnte er sie auf 38 aus. Sie entsprechen 38 verschiedenen Seelenzuständen aus sieben Gruppen. Bach, der 1930 London endgültig verlassen hatte, starb 1936 im walisischen Städtchen Sotwell.

Von seinen „38 Heilern", wie sie auch genannt werden, sind im folgenden vier herausgegriffen. Sie sollen das Anwendungsgebiet der bisher besprochenen Pflanzen ergänzen.

Bei der Herstellung seiner Auszüge ging Bach nach einem abgewandelten homöopathischen Prinzip vor: Die frischen Pflanzenteile der jeweiligen Pflanze werden an Ort und Stelle in eine Glasschale mit dortigem Quellwasser gegeben, so daß sie auf dem Wasser schwimmen, und das ganze wird einige Stunden in die Sonne gestellt. Dadurch soll das Wasser mit dem Heilmittel „imprägniert" werden. Das ist das *Basismittel.*

Nun wird 1 Tropfen davon in ein 10-Kubikzentimeter-Fläschchen gegeben, welches zu 3/4 mit Quellwasser und zu 1/4 mit Alkohol (Whisky, Cognac etc.) gefüllt ist. Davon einige Tropfen mehrmals täglich in Wasser oder Milch. Gegebenenfalls wird noch ein weiterer Verdünnungsvorgang dazwischengeschaltet. Die einzelnen Basismittel sind im Handel erhältlich. Neben dieser Art von Zubereitung sind hier die üblichen Zubereitungen der Pflanzenheilkunde angegeben.

Das Heidekraut

(Calluna vulgaris [L.] Hull)

„Für diejenigen, die einsam sind" … „Für jene, welche unter allen Umständen immer Gesellschaft haben müssen, ganz gleich, mit wem es ist. Sie fühlen ein unwiderstehliches Bedürfnis, ihre eigenen Probleme mit anderen zu diskutieren, und sind sehr unglücklich, wenn sie, auch nur für kurze Zeit, allein sind" (E. Bach).

In der Pflanzenheilkunde gilt das Heidekraut als mildes *Diureticum*, das ist ein wassertreibendes Mittel. Kneipp hat es deshalb gerne zur unterstützenden Behandlung der Gicht verwendet. Doch gibt es hier verläßlichere Pflanzen. Wegen seines Gehalts an *Arbutin*, demselben Stoff, der auch der Bärentraube *(Uva ursi)* diese Wirksamkeit verleiht, wird es gegen leichtere chronische Blasenentzündungen benutzt. Die Volksmedizin schreibt dem Heidekraut eine nierensteinauflösende Wirkung zu.

⌘ Nach Bach gibt es eine diffizile seelische **Leitsymptomatik** für Heidekraut:

- Angst um die eigene Gesundheit, um sich selbst bei Krankheiten (Niemand ist da, der mir im Notfall helfen kann),
- „mentale Stauung";

(und folgende Kriterien, die man aber aus der Situation des Einsamen verstehen muß und auf keinen Fall abwertend beurteilen darf:

- egozentrisch (besitzergreifend, eigenbrötlerisch) sein, eigensüchtig sein,
- begierig nach Aufregung (Tratsch),
- Einmischung durch Reden über sich (und seine Erinnerungen, welche, wie man glaubt, zum Thema passen).

Diese Eigenschaften werden durch Heidekraut gemildert. In Wirklichkeit sind sie durch die Vereinsamung hervorgerufen. Es sind ja meist ältere Menschen, bei denen man sie findet. Aber: Wer an sechs Tagen der Woche keinen Gesprächspartner hat, möchte eben am siebenten Tag alles anbringen. Das ist die „mentale Stauung", von der Edward Bach spricht.

*Die Zubereitungen**

- Der **Tee**: 2 Teelöffel Heidekraut *(Herba callunae)* oder 1 Teelöffel Blüten *(Flores callunae)* mit 1/4 Liter siedendem Wasser überbrühen. 10 Minuten

* Zubereitung nach Bach Seite 90 f.

ziehen lassen, abseihen. Bewußt in Schlucken trinken, lauwarm, 2–4mal täglich 1 Tasse. Die Blüten haben den beruhigenden Effekt ausgeprägter.

◆ Das **Bad**: Dieses wird in erster Linie zur Stärkung der geschwächten Muskulatur angewandt, aber auch bei der „Reizblase" älterer Menschen. Am einfachsten ist es, einen größeren Heidekrautstrauch in die Badewanne zu geben und nun das Wasser einzulassen. Das Heidekraut ist auch für eine besondere Fläche zuständig, die man im Bad bürsten kann (am Kreuz, zwischen den Beckenkämmen). Sie hat allerdings für nervöse Störungen eine geringere Bedeutung, mehr bedeutet sie für die ableitenden Harnwege.

Sammeltips

Das auf kalkarmen Böden vorkommende Heidekraut wird zur Blütezeit (August bis Oktober) geerntet, am besten, wenn die Blüte erst im Anfang steht. Man nimmt die Blütenspitzen und trocknet sie im Schatten. Man kann Heidekraut auch im Garten anpflanzen. Es bevorzugt nährstoffarme, sandige Böden. Wenn man die Stecklinge benutzt, darf man den umgebenden Boden nicht zuviel bearbeiten, da die Wurzeln flach verlaufen und leicht beschädigt werden können. Pflanztermin: zeitiges Frühjahr.

Der gelbe Enzian
(Gentiana lutea L.)

„Für jene, die rasch entmutigt sind. Während einer Rekonvaleszenz mögen sie gute Fortschritte machen, in ihrer Arbeit gut vorankommen, doch jede kleine Verzögerung, jedes Hindernis in ihrem Fortschritt verursacht in ihnen Zweifel und entmutigt sie" (E. Bach).

Wenn auch Bach in seiner Originalschrift den bitteren Enzian *(G. amarella)* meint, dieselben Wirkungen sind auch bei den anderen, in Mitteleuropa häufigeren Arten gegeben, beim gelben Enzian, beim gelben mit Punkten *(G. punctata)*, beim purpurnen *(G. purpurea)* und beim purpurnen mit Pünktchen *(G. pannonica)*. Diese Arten werden in Anlagen eigens für medizinische Zwecke kultiviert.

Der eigentliche, blau blühende Gebirgsenzian wird nicht verwendet und steht unter strengem **Naturschutz**.

In der Systematik der Pflanzenheilkunde zählt der Enzian zu den *Amara tonica*, das sind Bitterstoffträger mit tonisierender (= kräftigender) Wirkung. Der Bitterstoff wirkt sehr prompt auf die Bildung des Magensaftes. Bereits 3–8 Minuten nach Aufnahme von Enzianextrakt wird dieser Effekt im Magenröntgen sichtbar. Deshalb sollten aber auch Menschen, welche unter vermehrter Magensäurebildung leiden, nicht von der Tinktur oder dem Tee Gebrauch machen, sondern von der homöopathischen Verdünnung ([1:10 =] D1, [1:100 =] D2, [1:1000 =] D3 sind üblich). Oder aber von der Bachschen Zubereitung. Das ist dann angebracht, wenn man sich auf Grund der Leitsymptome Erfolg erwarten kann.

⌘ Die **Leitsymptome** für gelben Enzian:

◆ Mutlosigkeit und Zweifel, Verzagtsein,

◆ Appetit- und Kraftlosigkeit und im speziellen (nach Bach),

◆ wenn man den Glauben an sich selbst oder an andere verloren hat,

◆ wenn man aus unbekanntem Grund melancholisch ist,

◆ wenn man sich Schwierigkeiten nicht gewachsen fühlt.

*Die Zubereitungen**

◆ Der **Tee**: 1 Teelöffel klein geschnittener Wurzeln in 1/4 Liter Wasser kalt ansetzen, zum Sieden erhitzen und 5 Minuten kochen lassen. 3 Minuten ziehen lassen, abseihen. **Vor** den Hauptmahlzeiten mäßig warm trinken.

◆ Milder ist der **Kaltauszug**: Dieselbe Menge über Nacht kalt ansetzen, morgens umrühren, abseihen, vor dem Genuß leicht erwärmen.

◆ Praktischer ist der Gebrauch der **Tinktur** (30 Tropfen Einzeldosis) und des **Extraktes** (20 Tropfen Einzeldosis).

◆ Die bekannten „Montana-Haustropfen" **enthalten** Enzian neben Minze, Baldrian, Rhabarber u. a. Enzian wird auch gerne mit Tausendguldenkraut, das ebenfalls zu den *Amara tonica* zählt, kombiniert.

Das Tausendguldenkraut
(Centaurium erythreae Raf.)

„Für die stillen, freundlichen und zuvorkommenden Leute, die überängstlich darauf aus sind, anderen zu dienen. In ihrem Eifer und ihrer Hingabe überschätzen sie gerne ihre eigene Kraft" (E. Bach).

Das Tausendguldenkraut wird in der Pflanzenheilkunde als reines *Amarum*, Bitterstoffmittel, geführt. Als solches entwickelt es eine gute und prompte Wirksamkeit. Diese tritt, wie man feststellen konnte, bereits ein, wenn man den Tee in den Mund genommen hat. Über einen Mundschleimhaut-Magen-Reflex kommt es zu einer Vermehrung der Ma-

* Zubereitung nach Bach Seite 90 f.

gensaftproduktion und zu einer gesteigerten Beweglichkeit des Magens.

Von der Mundschleimhaut aus werden durch Tausendguldenkraut aber noch weitere interessante und sinnvolle Reflexe ausgelöst: Es kommt zu einer Vermehrung bestimmter weißer Blutkörperchen im Blut, welche bei der Verarbeitung der vom Darm in das Blut aufgenommenen Nahrung eine wichtige Rolle spielen. Und es kommt zu einer Anregung des *sympathischen* Nervensystems. Dieses verbessert die Durchblutung in all den Gebieten, welche gerade eine vermehrte Arbeitsleistung vollbringen möchten. Ob es das Hirn, die Leber oder ein Muskel ist. Dadurch wirkt das Tausendguldenkraut auch leistungssteigernd.

Jetzt versteht man auch, was Bach meint, wenn er das Tausendguldenkraut beschreibt als die ideale Pflanze für den immer hilfsbereit tätig sein wollenden Typ, den Samaritertyp, der seine Kräfte laufend überzieht.

Daß das Tausendguldenkraut eine psychisch kräftigende Wirkung hat, ist auch von der offiziellen Pflanzenheilkunde anerkannt: Es gilt als das stärkste pflanzliche Mittel gegen die *Anorexia nervosa*, die nervös oder psychisch bedingte Eßunlust der Kinder oder der jungen Mädchen. Letztere sind dabei oft von der übermächtigen Idee, extrem schlank sein zu wollen, regelrecht besessen.

Bach zählt das Tausendguldenkraut zu den vier Pflanzen „für diejenigen, die überempfindlich sind gegenüber Einflüssen und Ideen“ (neben Odermennig – siehe nächsten Abschnitt –, Walnuß und Stechpalme). Die weiteren **Leitsymptome** für Tausendguldenkraut:

- wer leicht ermüdbar ist und sich deshalb für willensschwach hält,
- wer Auseinandersetzungen zu gerne aus dem Weg geht, zu nachgiebig ist;

und zwei recht interessante Leitsymptome:

- für die medial Veranlagten,
- für die, welche sittlich sein wollen, sich aber leicht verführen lassen.

*Die Zubereitungen**

- Der **Tee**: 1–2 Teelöffel Kraut mit 1/4 Liter Wasser überbrühen, 15 Minuten ziehen lassen, abseihen. Lauwarm bewußt in Schlucken trinken.
- Intensiver wirkt der **Kaltauszug**: 1–2 Teelöffel werden in 1/4 Liter Wasser kalt angesetzt. Über Nacht ziehen lassen. Gut umrühren, abseihen. Auf Trinktemperatur erwärmen.

* Zubereitung nach Bach Seite 90 f.

◆ Der **Tausendguldenkrautwein**: Je 30 Gramm Tausendguldenkraut und Minze sowie eine ganze Zitrone, mit der Schale in kleine Würfel geschnitten, werden in 1 Liter mildem Weißwein 10 Tage lang angesetzt. Abseihen und verschlossen aufbewahren. 1/2 Glas vor den Mahlzeiten.

◆ Tausendguldenkraut wird gerne mit Kamille, Enzian, Schafgarbe, Baldrian und mit Minze **gemischt**. Es gibt auch käufliche Tropfen verschiedener Kombinationen.

Sammeltips

Tausendguldenkraut wächst in feuchten Gebieten. Man sollte es sammeln, wenn der letzte Tau getrocknet ist (Mittagsstunden). Zur Blütezeit (Juli bis September) wird das ganze Kraut geschnitten – über der Grundrosette, das ist eine bodennahe Blattformation. Gebündelt an einem luftigen Ort zum Trocknen aufhängen.

Der Odermennig
(Agrimonia eupatoria L.)

„Für diejenigen, die überempfindlich sind gegenüber Einflüssen und Ideen" … „für die jovialen, fröhlichen und humorvollen Leute … Sie verbergen … ihre Sorgen und Schwierigkeiten sowie ihre innere und äußere Rastlosigkeit hinter einer Maske von Humor und Witz und sind deswegen sehr beliebt. Doch greifen sie oft im Übermaß zu Alkohol und Drogen, um in gute Stimmung zu kommen und sich so mit Fröhlichkeit über die Schwierigkeiten hinwegzuhelfen" (E. Bach).

Odermennig gilt wie der Enzian und das Tausendguldenkraut in der Pflanzenheilkunde als *Amarum tonicum*, als kräftigendes Bitterstoffmittel und, wegen seines hohen Gerbstoffgehaltes, auch als *Antidiarrhoicum* (Mittel gegen Durchfall). Auch ist bei ihm ein den Biorhythmus regulierender Effekt auffällig. Rechtzeitig vor zu erwartenden Tiefs genommen, fängt er diese ab, auch psychische Tiefs.

Ähnlich wie das Tausendguldenkraut wirkt auch der Odermennig auf jene, die sich leicht beeinflussen lassen, aber auf einen ganz anderen Menschentyp. Während das Tausendguldenkraut dem ruhigen, stillen, etwas hohlwangigen Typ entspricht, gilt der Odermennig beim unruhigen, hektischen, vollwangigen Typ, der überall mitzieht, dabei zu gerne ins Glas schaut und sich damit nur ablenken will. Der feucht-fröhliche Typ, dem der seelische Katzenjammer als häufiger Gast gut bekannt ist.

Odermennig greift nicht in den Mechanismus des Verlangens nach Alkohol oder Drogen, das können Hafer und die Passionsblume. Odermennig greift mehr an jenen Punkten der Persönlichkeitsstruktur an, welche den Menschen in Exzesse hineinschlittern lassen.

⌘ Für Bach gelten folgende **Leitsymptome** für Odermennig:

◆ Ängste und Sorgen (die zu ertränken man neigt),

◆ Verlangen nach Aufregung (und ablenkenden Erlebnissen) als Flucht vor Sorgen,

◆ der schneidige, unverfrorene, enervierende Typ, dem in Wirklichkeit gar nicht wohl ist in seiner Haut,

◆ „selbstmörderisch".

Bei dem Letztgenannten schreibt Bach nicht, was er damit meint, aber es wird wohl global zu verstehen sein: Sowohl der, welcher mit dem Gedanken spekuliert, als auch der, welcher sich – und andere – mutwillig in Gefahr begibt, etwa im Straßenverkehr.

*Die Zubereitungen**

◆ Der **Tee**: 1–2 Teelöffel getrocknetes Kraut werden mit 1/4 Liter siedendem Wasser überbrüht. 10 Minuten ziehen lassen, abseihen, 2–3 Tassen täglich.

◆ Zusammen mit **Wermut** *(Artemisia absinthium)* hat Odermennig häufig eine Sofortwirkung bei leichteren Gallenkoliken und dem damit verbundenen psychischen Mißbehagen. Man mischt 1 Teil Wermut mit 2 Teilen Odermennig. 1 guter Teelöffel des Gemisches wird mit 1/4 Liter siedendem Wasser überbrüht. Nur 2 Minuten ziehen lassen, abseihen. Ungesüßt in kleinen Schlucken möglichst heiß trinken.

◆ Odermennig ist auch in manchen Fertigpräparaten, neben Minze, Löwenzahn, Kalmus, Hopfen u. a., enthalten.

Sammeltips

Odermennig liebt lehmreiche Böden. Seine Blütezeit ist von Juni bis September, wobei die einzelnen der gelben, nach oben gerichteten Blüten hintereinander erscheinen. Der beste Wirkstoffgehalt ist im Juni und Juli gegeben. Man erntet das ganze blühende Kraut und trocknet es, ausgelegt oder gebündelt, an einem luftigen Ort.

* Zubereitung nach Bach Seite 90 f.

Techniken zur Bewußtheitsbildung

Die bewußte Autosuggestion nach Emil Coué

Der Franzose Emil Coué wurde 1857 in Troyes geboren und ergriff ursprünglich den Beruf eines Apothekers, welchen er in seiner Geburtsstadt bis 1910 ausübte. Dem guten Beobachter blieb nicht verborgen, welch großen Einfluß die **Vorstellungskraft** eines Patienten beim Einnehmen von Heilmitteln auf deren effektive Wirkung hat.

Es ist bekanntlich ein Unterschied, ob ein Mensch ein Mittel mit der Vorstellung einnimmt: „Morgen geht es mir besser", oder ob er denkt: „Wird wohl auch nichts helfen." Um keine Zweifel aufkommen zu lassen: Ein Heilmittel wirkt für sich allein! Sonst ist es kein Heilmittel. Doch man kann seine Wirkung durch gedankliche Begleitung fördern oder dämpfen.

Coué begann sich für dieses Thema zu interessieren und begründete schließlich die Lehre von der „bewußten Autosuggestion". Im Jahre 1910 eröffnete er eine Klinik für Psychotherapie in Nancy, die er bis zu seinem Tode im Jahre 1926 leitete. Die Kraft, die nach Coué imstande ist, ebenso heilsame wie auch krankmachende Wirkung zu entfalten, ist das „unbewußte Ich". Es ist mit einem „untrüglichen Gedächtnis" ausgestattet, beeinflußt „über das Gehirn die Funktionen aller unserer Organe" und bestimmt auch „den Ablauf aller unserer Handlungen, welcher Art sie auch immer sein mögen". Die Technik, dieses unbewußte Ich eines Menschen zu beeinflussen, nennt man *Suggestion:*

- **Fremdsuggestion,** wenn diese Beeinflussung durch eine Zweitperson erfolgt, durch einen Therapeuten oder auch durch einen Werbespot;
- **Autosuggestion,** wenn man diese Beeinflussung an sich selbst vornimmt.

Diese Selbstbeeinflussung kann **unbewußt** erfolgen, so aus einer charakterlichen Grundtönung heraus: Der notorische Zweifler suggeriert sich ständig Negatives, der notorische Lebenskünstler ständig Positives.

Wenn diese Selbstbeeinflussung **bewußt** durchgeführt wird, handelt es sich um die bewußte Autosuggestion. Die Beeinflussung erfolgt mit Hilfe einer Vorstellung *(Imagination)* und richtet sich an das unbewußte Ich.

Daß es dieses unbewußte Ich, neben dem bewußten Ich, wirklich gibt, daß es von außen beeinflußbar ist und daß es ein „untrügliches" Gedächtnis hat, zeigen zahlreiche auf diesen Tatsachen aufgebaute Tricks der Werbebranche, wie sie vor einigen Jahrzehnten vor allem in den Vereinigten Staaten eingesetzt wurden.

Während einer laufenden Kinovorstellung wurde in gewissen Abständen, nur für den Bruchteil einer Sekunde, das Werbebild einer bestimmten Zigarettensorte eingeblendet. Von den 24 Bildern eines Filmstreifens, die in der Sekunde ablaufen, waren zwei hintereinander mit diesem Werbebild präpariert; das ganze etwa zwanzigmal während eines Spielfilms. Das bewußte Ich des Zuschauers registrierte diese Tatsache überhaupt nicht, und es bildete sich diesbezüglich auch kein **bewußter** Erinnerungsgehalt. Man konnte den Zuschauer nach Beendigung des Films fragen, ob Zigaretten zu sehen gewesen wären. Die überzeugte Antwort war: Nein.

Und doch strebten die Raucher unter den Zuschauern auf die vorsorglich aufgestellten Zigarettenautomaten zu, und viele von ihnen (bedeutend mehr als statistisch „erlaubt") drückten ganz gegen ihre Gewohnheit jene Sorte, für die im Film ohne ihr Wissen geworben worden war. Mit dem Gefühl etwa: „Wieso soll ich heute nicht einmal diese Zigaretten probieren" – auf alle Fälle mit einem **bejahenden** Gefühl, das heißt mit Auswirkung auf Aktivität. Die im Film an sich bildhafte Vor-Stellung der Zigarettensorte prägte sich nicht in das bewußte Gedächtnis ein, welches man gewollt abrufen und dessen Inhalt oder Aussage man ohne Schwierigkeiten auch kritisch überdenken, das heißt auch ablehnen kann („nein, das stimmt nicht"). Die Vorstellung war im unbewußten Ich etabliert, als präzise Information, mit der Kraft, unsere Handlungen so zu beeinflussen, daß wir, weil wir davon gar nicht wissen, keine Chance haben, die Auswirkungen durch ein etwaiges Veto unseres bewußten Ich (das wäre ein Willensakt) abzulehnen oder zu verhindern.*

Dazu Coué, allerdings bereits 1922: „Vergleichen wir nun das Bewußte mit dem Unbewußten, so finden wir, daß das Bewußte oft ein ganz schlechtes, unzuverlässiges Gedächtnis hat, hingegen das Unbewußte mit wunderbarem, untrüglichem Gedächtnis ohne unser Wissen die geringfügigsten Ereignisse und Tatsachen unseres Lebens genau registriert."

Und er fügt hinzu: „Anderseits ist es leichtgläubig und nimmt alles, ohne lange zu überlegen, hin, was man ihm sagt."

Das unbewußte Ich kritisiert nicht, wägt nicht ab, sondern übernimmt jede

* Dieses Werbeverfahren ist inzwischen gesetzlich verboten.

Vorstellung als solche, als *Imago,* als Abbildung. Ursprünglich neutral, wirkt es von dort aus weiter und manifestiert sich im Guten, wenn die Vorstellung so beschaffen ist, daß sie Gutes, Heilsames vorwegnimmt, oder eben im Schlechten. Die Vorstellung nimmt vorweg und verwirklicht sich. „Jeder Gedanke, welchen wir uns zu eigen gemacht haben, verwirklicht sich im Bereich der Möglichkeit."

Coué vergleicht nun die Vorstellungskraft mit einem Wildbach, der einen unaufhaltsam mitreißen kann, den man aber auch zähmen und so seine Kraft in positive Energie umsetzen kann. Alle Menschen unterliegen ständig ihrer eigenen Vorstellungskraft, welche, wie immer sie beschaffen ist, im unbewußten Ich ihren getreuen Niederschlag findet. So können, nach Coué, „Neurastheniker und Gemütskranke, überhaupt alle Opfer vorangegangener unbewußter Autosuggestion", durch die Prägung entsprechend richtiger Vorstellungen „wieder ihr seelisches Gleichgewicht erlangen".

Die bewußte Autosuggestion nach Coué beschäftigt sich mit der **Technik, falsche, in ihren Auswirkungen schädliche Vorstellungen zu löschen und durch nützliche, vorteilhafte zu ersetzen.** Coué vergleicht schädliche Vorstellungen mit im Unbewußten verhafteten Stiften, welche allmählich durch einen anderen Stift, welcher der fördernden Vorstellung entspricht, herausgeschlagen und schließlich ersetzt werden. So kann sich eine unglückselige Neigung, etwa Streitsucht, in ihr Gegenteil, Friedfertigkeit, umkehren. Oder es wird ein gehbehindertes Mädchen ausgerechnet aufs Eis zum Schlittschuhlaufen geschickt und dabei intensiv mit der Vorstellung imprägniert: „Ich kann es." Die Umkehr in diesem wahren Fall: Das Mädchen wird zwölf Jahre später Eislaufweltmeisterin.

Wer wünscht es sich nicht, ausgerechnet in diesen Situationen glänzend zu bestehen, vor denen man Angst hat? Der Grieche Demosthenes (384–322 vor Christus) litt unter einem Sprachfehler (Lispelstimme). Er hätte viele Berufe ergreifen können, aber er wollte Redner werden. Er glaubte an sich selbst, übte mit Steinen im Mund, ließ sich rhetorisch ausbilden. Und er wurde der gewaltige Redner, dessen „Kraft der Rede, Geschwindigkeit, Vehemenz und Geschicklichkeit alles, was vor ihm (an Rednern) war, wegwischte, wie mit Windstoß und Gewitter" (Pseudo-Longinus).

Das Beispiel des Demosthenes wird hier deshalb besonders erwähnt, weil es eine der wesentlichsten Einsichten Coués transparent und verständlicher macht:

⌘ Nicht die Willenskraft ist es, die den Erfolg bringt, sondern die **Vorstellungskraft**.

Wie bei jedem Sprachbehinderten, das ist wohl bestens bekannt, würde auch bei Demosthenes der Sprachfehler um so ärger geworden sein, je mehr er sich willentlich um eine gute Aussprache bemüht hätte.

Coué: **„Die Ausübung der Autosuggestion muß ohne Einmischung des Willens erfolgen“**, und er führt weiter aus: „... wenn man etwa denkt: ‚ich **will**, daß dieses oder jenes eintrete‘ ..., wird (man) nicht nur das Erstrebte nicht erlangen, sondern es tritt sein genaues Gegenteil ein.“

E. Rauch spricht in diesem Zusammenhang vom „Kardinalfehler der Willensanspannung.“ Rauch demonstrierte das auch an einem alltäglichen Beispiel: Ein Ehepaar rieb sich gegenseitig mit dauernden Streitereien auf. Er fing gewöhnlich an, und sie weinte dann, keifte wohl auch zurück, wodurch sie sein cholerisches Temperament nur noch mehr herausreizte. Die Frau versuchte es mit dem Willen als Vorsatz: „Ich **will** mit Oskar nicht streiten“.

Das Ergebnis war das erwähnte „genaue Gegenteil“; je mehr sie sich willentlich bemühte, um so mehr wurde gestritten, und zwar heizte sie selbst die Situation verstärkt auf. Trotz ihres Willensaktes, oder, wie man nach Coué weiß, gerade deshalb. Rauch klärte sie auf und empfahl ihr die Formel „Oskar egal“ in der von Coué vorgeschlagenen Weise zu verwenden: Als **regelmäßige Vorstellung**. Über kurz oder lang gab es kaum noch Streit.

Die Vorstellungen *(Imaginationen)* nach Coué sind ihrem Wesen nach auch Feststellungen. Von der *Semantik* (der Wort- und Satzbedeutung) her **präsente** Aussagen. So wie die zentrale Formel von Coué:

⌘ **„Es geht mir mit jedem Tag in jeder Hinsicht immer besser und besser.“**

Eine präsente Aussage ist ein in der Gegenwartsform gefaßter Satz. Dabei ist es völlig gleichgültig, ob sie nun wirklich stimmt, denn der Satz ist ja an das unbewußte Ich gerichtet, welches „leichtgläubig“ ist. Das unbewußte Ich nimmt den Satz an und beginnt ihn zu verwirklichen. Fast könnte man sagen: wie einen Auftrag, dessen Inhalt es zu erfüllen hat.

Und das unbewußte Ich, welches alle „Funktionen unseres Organismus“ sowie den Ablauf aller unserer Handlungen, welcher Art sie auch immer sein mögen, beeinflußt, ist dazu befähigt. Es geht an die Arbeit und erfüllt konsequent seinen Auftrag, bahnt und fördert Ausheilprozesse. „Im Bereich der Möglichkeiten", das heißt: bis zu der von der Natur als **Optimum** gesetzten Grenze. Das ist weit über der Durchschnittsleistung eines nicht durch Vorstellungskraft angeregten unbewußten Ich.

Wieder ein Beispiel von E. Rauch: Ein 30jähriger Graphiker erleidet beim Schifahren einen Beinbruch, der operiert werden muß. Da er als Kind Rachitis hatte, ist der Heilverlauf verzögert, was für ihn als beruflich Selbständigen eine finanzielle Katastrophe bedeutet. In der Folge: Depressionen.

Rauch rät ihm: Weg mit den Depressionen, mobilisieren Sie ihre inneren Heilkräfte – „Sie haben jetzt den ganzen Tag Zeit, sich immer und immer wieder die bestmögliche Heilung Ihres Beines **vorzustellen**, sich den gesunden Zustand vor Augen zu führen und sich immer wieder **vorzusagen**, daß Sie mit Hilfe Ihrer inneren Heilkräfte schon bald wieder gut laufen werden. Es ist **meine Überzeugung**, wenn Sie sich ab sofort nur mehr Erfolgsgedanken erlauben, z. B. wie Sie schon bald wieder glücklich in Ihrem Büro arbeiten werden, daß Ihre Ärzte nur noch staunen werden, wie rasch Sie das zustande bringen."*

* Hervorhebungen durch den Verfasser.

Genauso war es: Der Heilverlauf war frappierend – im Rahmen der theoretischen Möglichkeit: im Optimum –, und die Ärzte staunten. Dieses Beispiel zeigt deutlich, wie einfach und unkompliziert das richtige Sichvorstellen im Sinne Coués eigentlich ist. Der Graphiker stellte sich vor, wie er **bald** wieder **glücklich** in seinem Büro arbeiten wird. Er holt ein zukünftiges Geschehen in die nahe Gegenwart (näher, als von den Ärzten erwartet). Sein unbewußtes Ich nimmt diese Vorstellung zur Kenntnis und realisiert sie wie ein getreuer Freund, der über genügend Kapital verfügt, um zu helfen. Man muß es ihm, dem Freund, nur sagen. Die **Überzeugung** dazu hat der Graphiker von Rauch übernommen, der ihm als zweifelsfreier Gewährsmann gilt. (In diesem Sinne war auch Fremdsuggestion mit im Spiel.)

Die bewußte Autosuggestion nach Coué zeichnet sich einmal dadurch aus, daß es in ihr nichts Gewaltsames gibt. Alles ist einfach und unkompliziert. Das gilt auch für die Übungstechnik. Sie soll „ohne jede Anstrengung", auf möglichst „schlichte, kindliche, mechanische Art", durchgeführt werden:

- Die gewählte Formel soll „wie eine Litanei hergesagt werden".
- Bei geschlossenen Augen spricht man jeden Morgen nach dem Erwachen

und jeden Abend, sobald man im Bett liegt, die Worte so, daß man sie auch selbst hören kann. Nach Coué ist dieses **Selbsthören** „unerläßlich".

◆ Die Formel wird 20mal wiederholt, eintönig und ohne daß man sich bemüht, „seine Aufmerksamkeit bei dem festzuhalten, was man sagt."

◆ Die Formel soll durch das Ohr ins Unbewußte eindringen, ganz mechanisch, „und wenn sie dort einmal eingedrungen ist, wirkt sie auch".

Damit man bei der 20maligen Wiederholung nicht mitzählen muß, empfiehlt Coué eine Schnur, die mit zwanzig Knoten versehen ist. Hier tastet man sich ähnlich wie bei einem Rosenkranz weiter. Bei der Vorstellung: „Es geht mir mit jedem Tag in jeder Hinsicht immer besser und besser" dauert das etwa eine Minute.

Diese Formel ist ganz allgemein gehalten und, dessen soll man sich bewußt sein: auch allumfassend. „In jeder Hinsicht" bedeutet wirklich: in jeder möglichen Hinsicht. Obwohl Coué ansonsten das Monotone, das gleichmäßige Betonen aller Worte des Satzes, empfiehlt, meint er doch, man solle auf den Begriffskomplex „in jeder Hinsicht" **innerlichen** Nachdruck legen. Das ist wohl so gemeint, daß man nichts, aber auch nichts, weder im Bereich der seelischen noch der körperlichen Gesundheit, ausklammert. Diese Möglichkeit nämlich gibt es, daß sich jemand in einer kleinen Ecke seines Gehirns etwa denkt: „Wird mir schon in jeder Hinsicht helfen – nur meine Leber, da ist sowieso nichts mehr zu machen."

Solche Aussparungen soll es bei der allgemeinen Formel eben nicht geben. Sie wären auch einer negativen Vorstellung entsprechend und prägten das unbewußte Ich in einer Weise, daß es die Leber wirklich fallen ließe.

Coué: „Sobald man ferner im Lauf des Tages oder der Nacht ein körperliches oder seelisches Leiden fühlt, **versichere** man sich selber, daß man ihm bewußt gewiß keinen Vorschub leisten und daß man es zum Verschwinden bringen werde." (Eine Aussparung im oben erwähnten Sinn wäre solch ein Vorschub). Man solle, wenn man also ein Leiden fühlt, „möglichst Einsamkeit" aufsuchen, die Augen schließen und, wenn es sich um etwas Seelisches handelt, über die Stirn streichen, wenn es sich um etwas Körperliches handelt, über den betroffenen Körperteil, und so dann **„ungemein schnell"** wiederholen: „es geht weg, weg … weg …" usw. „Bei ein wenig Übung bringt man den seelischen oder körperlichen Schmerz nach 20–25 Sekunden zum Schwinden."

Neben diesen allgemeinen Formeln gibt es eine große Anzahl von Vorstellungen, die sich auf spezielle Störungen beziehen. Das sind „kurze Suggestionsformeln, welche die Bilde- und Gestaltungskräfte unseres Unbewußten auf eine spezielle Aufgabe programmieren" (Rauch), wie solche zur Stärkung des Selbstvertrauens: „Ich kann – ich kann – ich kann." Oder, bei Sprechhemmung: „Ich spreche fest und frei, Ruhe bleibt dabei." Bei Freßsucht: „Hunger egal." Und viele andere, die sich in ihrer Form deshalb durchgesetzt haben, weil sie bereits vielen Menschen mit jeweils gleichartigen Beschwerden geholfen haben.

Alle diese Formeln werden bei Bedarf in gleicher Weise verwendet wie Coués allgemeine Vorstellung. Morgens, abends, mit geschlossenen Augen, monoton memorieren. Bei Bedarf auch tagsüber, wobei man sich für kurze Zeit nach Möglichkeit an einen ruhigen Platz zurückzieht.

Ein Fehler wäre es, Formeln in Gedichtform wie „Durst ist mir Wurst" als kindlich zu beurteilen. Es **soll** kindlich sein, wie Coué selbst sagt. Die Formeln sind nicht für unser bewußtes, abwägendes Ich gedacht, sondern einzig und allein als Vor-Stellung, als Programm für unser unbewußtes Ich. Und das hat kindliche Formeln am liebsten. G. Lebzeltern schreibt: „Wir lesen immer wieder, daß Kranke allein durch das Studium der Bücher Coués dazu gebracht wurden, dies auf eigene Faust bei sich anzuwenden und erstaunliche Erfolge damit erzielten."

Das ist ein unschätzbarer Vorteil der Methode Coués. Denn nicht jede Technik kann man unbeschadet „auf eigene Faust" anwenden (siehe nächste Seiten).

Dem Leser, der ein instinktives Sympathiegefühl für diese Methode empfindet – eines der besten Zeichen, ob sie ihm auf den Leib geschneidert ist –, sei aber geraten, sich einer Coué-Vereinigung anzuschließen, denn auch Ungefährliches lernt man unter Anleitung schneller, und persönlicher Erfahrungsaustausch kürzt den Weg zum Erfolg ab.

Das autogene Training

Das autogene Training wurde von dem Berliner Nervenarzt Johannes H. Schultz in seinen Grundzügen schon zu Beginn des Jahrhunderts entwickelt. In wissenschaftlicher Hinsicht also war er Zeitgenosse Coués. Nach einer Reihe von Veröffentlichungen in Fachzeitschriften stellte er seine Methode 1932 in einem Sammelwerk („Das autogene Training – Konzentrative Selbstentspannung") der Ärzteschaft vor. Wie Schultz selbst in seinem kurzen Vorwort zur 1. Auflage andeutete, war er damals der Meinung, daß „die Veröffentlichung (seiner Technik) gerechtfertigt sein **dürfte**".*

Wohl wider seinen eigenen Erwartungen hatte er das Glück, den Siegeszug des autogenen Trainings mitzuerleben. So schrieb er noch selbst das Vorwort zur 1970 erschienenen 13. Auflage. Ein Absatz daraus, der in gewisser Hinsicht die Problematik des inzwischen „populär" gewordenen autogenen Trainings berührt, soll zitiert werden:

„Mit dem allgemeineren Bekanntwerden des Verfahrens haben sich leider auch Kurpfuscher seiner bemächtigt, ein Pfarrer verspricht Kindern Wege zur Selbsthilfe, ‚Institute' von ‚Psychologen' senden Prospekte und betonen zum Teil, daß ihre Leiter ‚wissenschaftliche Prädikate' besitzen und dgl. mehr. Leider wird auch immer wieder von Kollegen das ‚Übungsheft' zu unkontrolliertem Selbstprobieren verabfolgt."

Fast 40 Jahre zuvor, im Vorwort zur 1. Auflage, schrieb Schultz: „Ausdrücklich gewarnt seien Laienleser vor Selbst- oder Fremdversuchen ohne ärztliche Kontrolle; nach innerem Wesen eine Hirnumschaltung, erfordert das autogene Training ärztliche Aufsicht."

* Hervorhebung durch den Verfasser.

Wie Schultz gelegentlich andeutet, eignet sich das autogene Training für den intellektuellen Typ, der auch über die notwendige Ausdauer verfügt. Gerade dieser Typ aber läuft Gefahr, ohne sachverständige Hilfe und Kontrolle **an sich selbst herumzuprobieren. Davor sei gewarnt.** Nicht umsonst hat Schultz über 40 Seiten seines Buches den „häufigen Störungen und Schwierigkeiten beim durchschnittlichen Verlauf" gewidmet.

Wenn nun im vorliegenden Buch, das immerhin unter dem Motto „Hilf Dir selbst!" steht, das autogene Training in seinen Grundlagen dennoch abgehandelt wird, so heißt das, daß der Autor unter Anleitung zu Selbsthilfe auch folgendes versteht: Den Leser darauf aufmerksam zu machen, daß eine bestimmte – im Wesen naturnahe – Technik für ihn zur Besserung seiner Beschwerden geeignet ist. Die Selbsthilfe besteht dann in der Initiative, sich einer Gruppe anzuschließen, welche **unter ärztlicher Aufsicht** autogenes Training betreibt.

Das Charakteristikum des autogenen Trainings ist das stufenweise Erlernen bestimmter Übungen mit dem Zweck, die Körperfunktionen in Kontrolle zu bringen und eine psycho-vegetative Entspannung herbeizuführen. Unter anderem sind es zwei grundlegende

Beobachtungen, die zum Aufbau des autogenen Trainings führten:

◆ Die Feststellung von Oskar Vogt, daß ein Mensch, der in der Lage ist, an sich selbst echte hypnotische Zustände hervorzurufen, sich auf diese Weise „weitgehende Ruhigstellung und Erholung" verschaffen kann. In diesem Sinn ist das autogene Training also auch eine Umstimmung: vom angespannten Arbeitstonus zum regenerierenden Ruhetonus. Eines der Ziele der Übungen ist es, diesen Übergang möglichst unvermittelt, also in kürzester Zeit, „von einem Augenblick auf den anderen" zu schaffen (siehe auch die Tabelle auf Seite 112).

◆ Sehr interessant und für das Verständnis der Übungsreihenfolge des autogenen Trainings besonders wichtig ist die zweite Beobachtung. Sie beruht darauf, daß im Verlauf einer Hypnose stets ein ganz bestimmter, in der Reihenfolge konstanter Entwicklungsvorgang von Zuständen auftritt. Und zwar:

1. Man entspannt sich in der Haltung.
2. Man schließt die Augen.
3. Es kommt zu einer allgemeinen Ruhetönung.
4. Die Glieder werden schwer.
5. Angenehme Wärmegefühle treten auf, durchfluten den ganzen Körper. Die Stirn kann dabei kühl sein, der Kopf klar und hellsichtig. Man kann dabei „einschlafen" (in den hypnotischen Schlaf fallen), muß aber nicht.

Der Gedanke von Schultz war es nun, daß es sich hierbei nicht um mehr oder weniger körperliche Begleiterscheinungen im Verlauf einer Hypnose handelt, sondern daß es in der Zeitfolge des Auftretens gesetzmäßige Zustände seien, die einen unmittelbaren Ausdruck der Hypnose darstellten. Die körperlichen Empfindungen sind gleichwertiges Geschehen im Rahmen einer Hypnose, wie das Seelische des hypnotischen Vorgangs.

Schultz: „Versucht man, die uns hier interessierende spezifische hypnotische Umstellung als allgemeinen Lebensvorgang zu betrachten und vermeidet man kritischerweise, ‚das Psychische' oder ‚das Körperliche' einseitig vorzuordnen, so ergibt sich für die uns interessierende **spezifische suggestive Umstellung das konstante Auftreten bestimmter und charakteristischer Veränderungen des Körpergefühls**". Die Betonung liegt hier insofern auf der **Konstanz des Auftretens**, als der Ablauf bei allen Menschen ausnahmslos der gleiche ist: die Konstanz der Reihenfolge der körperlichen Empfindungen.

Im Verlauf des autogenen Trainings muß diese Reihenfolge absolut eingehalten werden, sonst kommt es zu Schäden. Diese Tatsache setzt dem Alleinüben, sozusagen als Autodidakt, jene engen Grenzen; auch dem Üben mit Hilfe von Büchern, etwa dem „Übungsheft für das autogene Training". Schultz unterstreicht: „Selbstverständlich darf es (das Übungsheft) nie einfach Patienten oder anderen Versuchspersonen zu unkontrolliertem Alleinüben gegeben werden!"

Wenn man sich nun den Verlauf eines Lehrgangs für autogenes Training genau ansieht, wird das auch verständlich. Ein solcher läuft in „Etappen" von jeweils circa 2 Wochen ab. Geübt wird unter Anleitung und Kontrolle eines **erfahrenen** Therapeuten (Arztes), einzeln oder in Gruppen.

Nach Schultz ist es „besonders beachtenswert, daß Gruppen von 20–30 und mehr (bis 60, 70) V. P.,* die in vierzehntägigen Abständen zum Kontrollieren und Üben kommen, die schnellsten Fortschritte im Erwerb des Verfahrens und seiner Auswirkung machen."

Der **Ablauf der ersten Sitzung** (der ersten Übung):

1. Richtige Haltung.
2. Lidschluß.
3. Ruhetönung.
4. Schwereversuch.
5. Richtiges „Zurücknehmen".

* V. P. = Versuchsperson. Schultz verwendet bevorzugt diesen Ausdruck, obwohl damit auch Patienten gemeint sind.

Zunächst wird beachtet, daß keine beengenden Kleidungsstücke den Verlauf der **konzentrativen** Selbstentspannung stören, indem sie die Konzentration auf sich ziehen. Enge Kragen, Krawatten, Gürtel, drückende Schuhe müssen entfernt oder geöffnet werden.

Die richtige Haltung

Die Haltung selbst soll nun so vorgenommen werden, daß alle „mechanischen Spannungsmomente nach Möglichkeit vermieden werden". So, daß der Körper in sich selbst ruht und nicht durch Muskelanspannung in seiner Stellung unterstützt zu werden braucht. Es gibt drei empfohlene Formen:

- die passive Sitzhaltung,
- die Droschkenkutscherhaltung,
- die Liegehaltung.

Die passive Sitzhaltung

Dazu eignet sich am besten ein Lehnstuhl, welcher der Oberschenkellänge des Übenden so entspricht, daß er das Kreuz bequem in den Unterteil der Rükkenlehne legen kann. Damit man auch Nacken und Kopf zwanglos anlehnen kann, eignet sich am besten ein „Ohren-Backenstuhl", ein hochlehniger Großvaterstuhl. Die Armlehnen sollen gerade so hoch sein, daß man die Unterarme bei nicht zu stark gebeugten Ellbogen darauflegen kann. Die Hände sollen locker in das Ende der Armlehne hineinfallen. Früher wurden solche Stühle nach Maß angefertigt, und der „Besitzer“ konnte sich dementsprechend gut entspannen.

Die Sitzhaltung im Ohren-Backenstuhl wird es beim Üben in größeren Gruppen selten geben. Sie ist mehr für die Durchführung des vom Übungsleiter aufgetragenen Trainingsprogramms, das stets nur eine Rekapitulation, eine Wiederholung des Gelernten sein darf, gedacht: für zu Hause, bis zur nächsten Sitzung.

Die Droschkenkutscherhaltung

Sie wurde aus der Beobachtung entwikkelt, daß Angehörige bestimmter Berufsgruppen, wie eben damals Droschkenkutscher, in einer bestimmten sitzenden Haltung lange Zeit zwang- und spannungslos verharren können.

Hier genügt ein gewöhnlicher Sessel von körperangepaßter Höhe mit nicht zu weicher Sitzfläche. Man läßt das Gewicht in das Becken bzw. auf die Sitzbeinhöcker fallen. Das Kreuz ist dabei geradegestreckt, während der obere Rükken einen zwanglosen Katzenbuckel bildet. Dabei soll der entspannt vorgeneigte Kopf senkrecht über dem Becken sein und nicht über den Oberschenkeln. Es würde sonst der Bauch eingeengt werden. Die Arme liegen locker auf den etwas gespreizten Oberschenkeln, so daß die Hand nach innen fällt. Hier hat der Droschkenkutscher die Zügel gehalten und seine Pferde „laufen lassen“.

Die völlige Entspannung der Handgelenke ist ein guter Maßstab, ob man wirklich richtig sitzt. Diese Haltung wird häufig während der Gruppenübungen eingenommen.

Die Liegehaltung

Diese entspricht einer normalen Rükkenlage, wobei der Kopf etwas erhöht sein soll. Unterschenkel oder Füße sollen nicht gekreuzt sein. Wenn die Füße leicht nach außen fallen, ist ein guter Grad an Muskelentspannung erreicht. Die Arme liegen seitlich mit leicht angewinkelten Ellbogen.

Gelegentlich, bei Menschen mit gewölbtem Brustkorb, müssen die Schultern durch eine Decke unterlegt werden, da sonst ein zu starkes Zurückfallen desselben durch Zug am Brustmuskel Beklemmungen verursachen kann.

Der Lidschluß (Augenschluß)

Erst wenn die entsprechende bequeme und entspannte Körperhaltung eingenommen ist, werden die Augen geschlossen. Während der Übung unter Anleitung über Aufforderung des Versuchsleiters, was man aber nicht mit einem suggestiven Befehl verwechseln darf. Dieser stellt lediglich fest, wann es soweit ist. Selbstverständlich wird er erst die Haltung jedes der Übungsteilnehmer überprüfen, da und dort auf Fehler aufmerksam machen und notwendige Änderungen vornehmen.

Der Lidschluß selbst hat unter anderem den Sinn, optische Reize auszuschalten, damit man, beim nächsten Vorgang, der Ruhetönung, gegebenenfalls in den dunklen Raum projizieren kann. Irgendwelche besonderen, absichtlichen Augapfelbewegungen, wie etwa den Blick nach oben innen, soll man dabei **nicht** durchführen. Es dreht sich nur um das einfache Schließen der Augen.

Die Ruhetönung

Jetzt erst werden „allgemeine Stimmungsformeln" (Schultz) benutzt, und zwar stellt man sich auf die Worte **„Ich bin ganz ruhig"** ein. Dieser Satz soll – nach wie vor bestehen entspannte Haltung und Lidschluß – so eindrücklich wie möglich „vergegenwärtigt" werden.

Dabei zeigt sich, daß sich die Vergegenwärtigung dieses Satzes je nach dem Typus eines Menschen, dem entsprechend er sich Vorstellungen bildet, verschieden manifestiert. **Optisch**, indem man das Schriftbild „im dunklen Augenraum gestaltet", **akustisch**, wobei der Satz als Klangbild empfunden wird, oft mit verschiedenen und wechselnden Betonungen. Falls Schriftbild oder Klang auffallend rhythmisch erscheinen, ist man, zumindest zum Teil, auch ein motorischer Typ. Vom reinen **motorischen** Typ wird der Satz rhythmisch abstrakt empfunden, wie ein Morsecode oder ein Pulsieren. Schließlich gibt es noch den ausgesprochen **abstrakten** Typ, „dessen Vergegenwärtigungsvollzug sinnhaft anschauliche Phänomene kaum oder gar nicht erkennen läßt."

Diese Unterschiede spielen insofern eine gewisse Rolle, als ein erfahrener Versuchsleiter daraus Rückschlüsse ziehen und dem Übenden zu dessen Persönlichkeit angepaßte Modalitäten bei der Trainingshandhabung raten kann. Der angepeilte Erfolg: die letztlich erworbene Fähigkeit zu Umstimmung und Ruhigstellung „nach Belieben", wird dann klaglos erreicht. Echte Abkürzungen oder gar ein Überspringen von Übungen allerdings gibt es beim autogenen Training aus prinzipiellen Gründen nicht. Schultz betont nachdrücklich, daß die Ruhetönung ausschließlich dem Ruhe-Erlebnis dient und „keinesfalls im

Sinne von ‚Ruheübungen'" mißverstanden werden darf.

Die Ruhetönung hat den Zweck, dem Übenden wie dem Übungsleiter zu zeigen, „welche **Form der inneren Vergegenwärtigung** gerade für diese individuelle Übungsperson gemäß ist". Man könnte auch sagen: auf welche Weise Ruhe in einem Menschen tönt.

Der Schwereversuch

Wie erwähnt, wird der Satz „Ich bin ganz ruhig" **nicht** geübt. Es soll lediglich das Ich tönen. Der Satz wird also nicht, wie bei Coué, mehrmals wiederholt, sondern gilt nur als einmalige Initiale bzw. fallweise zwischengeschaltete, aber stets einzeln gesetzte Formel.*

Der Schwereversuch dagegen ist eine echte **Übungsaufgabe**, und zwar die erste im Verlauf des gesamten autogenen Trainings. Er hat die „Grundformel: ‚Der Arm ist ganz schwer.'" Dabei spricht man (gedanklich) zunächst jenen Arm an, der am meisten durch Gebrauch „erarbeitet und gestaltet" ist. Das ist beim Rechtshänder der rechte, beim Linkshänder der linke Arm. Schultz bezeichnet diesen Arm auch als den „ichnäheren Arm".

* Ein weiterer Unterschied: Bei Coué wird der Satz **gesprochen**, bei Schultz **gedacht**.

Der Satz „Der Arm ist ganz schwer" wird 5–6mal hintereinander gesetzt. Erst dann kann man sich, als Intermezzo sozusagen, die Formel „Ich bin ganz ruhig" wieder vergegenwärtigen. Aber nur einmal, zur Wiederauffrischung der Ruhetönung. Anschließend wieder 5–6mal: „Der Arm ist ganz schwer." Wieder Ruhetönung – und so weiter.

Die Schwerformel soll ebenfalls optisch, akustisch, rhythmisch oder aber abstrakt, je nach Typus, „im inneren Sprechen vergegenwärtigt werden". Zumindest so intensiv, daß die immer wieder bei jedem Übenden auftretenden Nebengedanken nicht stören können. Diese **dürfen** in das Bewußtsein eintreten, sie tun es ja auch meist, ob man will oder nicht, doch man registriert sie nur am Rande des Bewußtseins und kann sie „gelassen ignorieren". Das Zentrum des Bewußtseins ist von der Formel, welche gerade verwendet wird, besetzt.

Wenn der Schwereversuch erfolgreich durchgeführt ist, fühlt sich der entsprechende Arm auch wirklich schwer auf der Unterlage ruhend an. Versucht man aber nun, aus Neugier oder zur Kontrolle, den Arm im Schultergelenk zu heben, fällt auf, daß gerade das Gegenteil der Fall ist: Der Arm fühlt sich, im Gewicht, ganz leicht an. „Schwere" steht hier auch für Entspannung. Der Versuchsleiter kann das überprüfen, indem er jenen Arm, auf den die Vorstellung gerichtet ist, abtastet: Die Muskulatur ist, bei erfolgreichem Versuch, völlig entspannt und weich. Zumindest mehr als beim anderen Arm, auf den die Vorstellung nicht gerichtet war.

Der Übende soll nun in einen Zustand kommen, mit dem er, ganz primitiv gesagt, **zufrieden** ist. Er hat keine Wünsche, er möchte nichts ändern.

Schultz: „Der Ausfall des Bedürfnisses nach Lageveränderung (ist) eines der ersten Kennzeichen echter konzentrierter Umstellung („Entspannung").“

Das richtige Zurücknehmen

Mit dem Schwereversuch ist die erste Sitzung eines autogenen Trainings beendet. Würde man jedoch jetzt gleich aufstehen, könnte man sich alle möglichen unliebsamen Zustände einhandeln. Deshalb ist das richtige Zurücknehmen des Zustandes, in dem man sich nun befindet, so wichtig. Man darf nicht übersehen, daß man sich tatsächlich – und zwar je besser der Versuch gelungen ist, um so mehr – in einem (selbst-)hypnotischen Zustand befindet, auch wenn man das Bewußtsein nicht verloren hat. Die körperliche Facette unseres Ich befindet sich genauso mehr oder weniger tief in Hypnose wie der Körper eines Hypnotisierten, welcher „zusätzlich“ auch schläft.

Zurückgenommen wird **in drei Etappen**:

1. Der Versuchsarm wird mehrfach mit schnellem Ruck gebeugt und gestreckt.

2. Betont tief durchatmen („Tief-Luft-Holen“).

3. **Jetzt erst** werden die Augen geöffnet.

Diese zurücknehmende Aktion muß **exakt und gewissenhaft** durchgeführt werden. Auf keinen Fall darf man sie vernachlässigen und unkonzentriert abhandeln. Denn sie gehört zum kompletten Übungsvorgang und ist ebenso wichtig wie das vorherige Geschehen. Mit Hilfe des Zurücknehmens tritt man wieder in das normale (körperliche) Wachbewußtsein ein.

Wenn man die Reihenfolge nicht einhält und die **Augen als erstes** öffnet (**häufigster Fehler**), gelingt es nicht einwandfrei, den hypnotischen Anteil der ganzen Übung (das ist das Schweregefühl) richtig zurückzunehmen. Das mindeste ist, daß der Arm noch eine Zeitlang fremd bleibt und nicht richtig zu gebrauchen ist.

Schultz zitiert eine Ärztin, die beim Üben zu Hause folgendes erlebt hat: „Beim ersten Üben vor dem Einschlafen wird ganz schnell nicht nur der rechte

Arm, sondern der ganze Körper so schwer, daß ich die Decke, die etwas heruntergeglitten war, nicht hochziehen kann. Nach einigen vergeblichen Versuchen erinnere ich mich an das ‚Tief-Luft-Holen' (2. Etappe des richtigen Zurücknehmens). Danach kann ich die Arme wieder bewegen."

Sie war also quasi gelähmt. Das Hirn war wach, doch die Arme gehorchten nicht. Der Zustand wäre wohl nach einiger Zeit von selbst besser geworden, doch ist so etwas unangenehm genug und hat ihr einen tüchtigen Schrecken eingejagt – denn: „Ich habe dann die ganze Nacht nicht wieder geschlafen." (Wobei sie allerdings auch durch ein krankes Kind gestört wurde, wie sie berichtet.)

Schultz bezeichnet das als „Sperrungserlebnis". Das richtige Zurücknehmen dient also auch zum Aufheben einer *autogenen* (wörtlich: selbstentwickelten) Sperre. Die Ärztin hat ja diese Sperre selbst entwickelt und lediglich den Code des Zurücknehmens vergessen.

Dieses Beispiel, welches für viele ähnliche steht, soll demonstrieren, wie wichtig es ist, das autogene Training **exakt und systematisch** und vor allem **nur unter „professioneller" Anleitung** zu erlernen.

Die weiteren Stufen

Mit dem richtigen Zurücknehmen ist die erste Sitzung beendet. Bis zur nächsten Sitzung wird man das Erlernte zu Hause wiederholen. Nach etwa 2 Wochen kann man mit „ausreichender Generalisierung" (Schultz) des Schwereerlebnisses rechnen.

Erst dann geht man auf die nächste Stufe über; das ist die **Darstellung des Wärmeerlebnisses**. Diese Übung hat den Sinn, die Durchblutung generell oder lokal zu verbessern. Wenn man das einmal beherrscht, kann man Ausheilprozesse „autogen" fördern.

Im nächsten Übungsabschnitt lernt man, die **Herzdurchblutung**, aber auch den **Herzrhythmus** zu beeinflussen.

Dann, wenn auch dies nahtlos beherrscht wird, beginnt die **Beeinflussung des vegetativen Nervensystems**. Abschließend die „wiederum 2 Wochen vorsichtig schrittweise zu trainierende Ergänzung: ‚Stirn ein wenig kühl'."

Das Ganze ist die sogenannte „Unterstufe des autogenen Trainings". Die Reihenfolge, die nicht durchbrochen, übersprungen oder umgekehrt werden darf, hat eine Begründung: Man tastet sich allmählich von der Beherrschung der „ichnäheren" Strukturen des Körpers zu den „ichferneren" vor. Am ichnächsten ist nach Schultz die willkürliche

Beeinflussung der Stirntemperatur durch autogenes Training

Zeit	Temperatur Wert	Einstellung	Zeit	Temperatur Wert	Einstellung
19. 8. 1925:			20. 8. 1925:		
23.00	23,7°	unbeeinflußt	8.00	29,0°	unbeeinflußt
23.01	23,7°	unbeeinflußt	8.01	29,0°	unbeeinflußt
23.02	23,7°	unbeeinflußt	8.02	29,0°	unbeeinflußt
23.03	23,7°	unbeeinflußt	8.03	29,0°	unbeeinflußt
23.05	23,7°	unbeeinflußt	8.05	29,0°	„Stirnkühle"
23.06	23,6°	„Stirnkühle"	8.06	27,5°	„Stirnkühle"
23.07	23,6°	„Stirnkühle"	8.07	27,3°	„Stirnkühle"
23.08	23,6°	„Stirnkühle"	8.08	27,3°	„Stirnkühle"
23.09	23,5°	„Stirnkühle"	8.10	27,0°	„Stirnkühle"
23.10	23,5°	„Stirnkühle"			
40jähriger Ingenieur, 5 Jahre trainiert			**40jähriger Arzt, 10 Jahre trainiert**		

Bei der Temperatur ist in beiden Tabellen die Abstrahlung von der Stirn gemessen. Besonders im zweiten Fall ersieht man, wie geradezu unwahrscheinlich prompt eine Körperfunktion durch einen Gedanken, den man selbst faßt (= autogen) verändert wird. (nach J. H. Schultz)

Muskulatur; deshalb zuerst der Schwereversuch. Als nächstes folgt das Herz-Kreislauf-System; es steht dem Ich bereits ferner als die willkürliche Muskulatur, aber immer noch näher als das vegetative Nervensystem, dessen autogene Beeinflussung deshalb erst nach dem „Wärmeerlebnis", welches für Herz-Kreislauf steht, durchgeführt werden darf. Schließlich, am ichfernsten, ist das Stützsystem: Knochen, Bänder und Zwischengewebe. Man arbeitet also stets **vom Zentrumnahen in Richtung Peripherie des Ich.***

Es gibt im Rahmen des autogenen Trainings eine „Oberstufe", die auf dem beschriebenen Entwicklungsgang der Unterstufe aufbaut. In dieser Phase, welche ebenfalls nur unter Anleitung eines erfahrenen Arztes durchgeführt wird, kommt es teilweise zur **psychischen**

* Ein nächster Schritt wäre eigentlich der in die Umwelt. Die ist noch ichferner. Eine solche Beeinflussung (der Umwelt) müßte man in das Gebiet der Parapsychologie, in diesem Fall der Psychokinese, einordnen.

Selbstanalyse durch Deutung von aus dem Unbewußten auftretendem Material: Bilder, Klangerlebnisse, „Schau" abstrakter und konkreter Objekte usw.

Auch hier betont Schultz „Schwierigkeit, Gefahren und Ernst dieser Arbeit": „Die Versuchspersonen werden zu einer Tiefenauseinandersetzung geführt, in deren Verlauf **durch Unachtsamkeit oder mangelnde Erfahrung des Versuchsleiters** katastrophale Durchbrüche aus der Tiefe erfolgen können."* Für Laienzirkel sind solche Experimente gefährlich!

Die beiden Tabellen auf der gegenüberliegenden Seite sollen die Leistungsfähigkeit des autogenen Trainings bei der Umschaltung von Körperfunktionen demonstrieren. Allerdings muß man die lange Trainingsdauer und eventuell auch den Beruf mit berücksichtigen. Es handelt sich um den Versuch: „Stirn ein wenig kühl".

Yoga

Die Wortbedeutung von „Yoga" entspricht seiner Sanskrit-Wurzel „Yuj": unter das Joch nehmen, anschirren, disziplinieren. Im weiteren Sinn: sich selbst sammeln und disziplinieren, um mit dem universellen Selbst in Einklang zu kommen. Etwa wie ein Pferdegespann sich sammeln und gleichrichten läßt, um mit dem Lenker in Einheit zu kommen.

Die Yoga-Lehre ist das gesammelte Wissen, die Wissenschaft, wie man das erreicht. Also eine sehr praxisbetonte Lehre. Da Yoga zugleich einen *transzendenten,* das heißt die Erfahrungswelt überschreitenden Charakter hat, bedarf er eines philosophischen Grundgedankens.**

Für den Leser mag es wichtig sein, zu prüfen, ob ihm diese Gedankengänge innerlich zusagen – ihn zumindest aber nicht abstoßen oder ihm von vornherein als nicht „glaub"-würdig erscheinen. Das ist eine **Vorentscheidung**, ob man ihm Yoga – ganz allgemein – empfehlen

* Hervorhebung durch den Verfasser

** Im Unterschied zu Coué und dem autogenen Training, die, weil immanent (= innerhalb der Erfahrungswelt verbleibend), keiner philosophischen Grundlage bedürfen, sondern von ihrem Wesen her rein naturwissenschaftlich erklärt werden können. Sie können auch ohne „Philosophie" praktiziert werden.

kann oder nicht. Sonst gerät er früher oder später in einen inneren Widerstreit, oder es bleibt nur bei Gymnastik und Atemübungen, die zwar auch heilsamen Charakter haben, aber den vollen Nutzen von Yoga allein nicht ausschöpfen können.

Außerdem erfordert richtig praktizierter Yoga viel tiefergreifende Umstellung der üblichen Lebensgewohnheiten als die bewußte Autosuggestion nach Coué oder das autogene Training nach Schultz. Umstellungen, die allerdings schon für sich allein gesundheitsfördernden Wert haben. Auch hier wird der Leser prüfen, ob er diese Forderungen, die in den beiden ersten Gliedern des Yoga (*Yama* und *Niyama*) festgehalten sind, erfüllen kann.

Die Philosophie

Die Philosophie des Yoga wurde aus dem *Sankhya*-System der Hindu übernommen. Ausgegangen wird von der unleugbaren **Tatsache des Leidens**, welche folgendermaßen erklärt wird:

Alles Leiden entsteht deshalb, weil sich die Seele *(Purusa)*, das ist das eigentliche, unsterbliche Ich, mit dem materiellen Körper *(Prakrti)* und mit dem Denken *(Citta)* verbindet. Das Denken, dazu gehört auch die das Bewußtsein tönende Psyche, ist nach dieser Vorstellung ebenfalls etwas Körperliches, gehört also zur Prakrti, nur ist es feinstofflicher Art, während der Körper grobstofflich ist. Der Unterschied liegt also lediglich in der Dichte.

Auf dem Weg des Fortschrittes im Yoga soll einem diese Tatsache der eigentlich materiellen Natur der Gedanken (also ihrer *Prakrti-Natur*) auch bewußt werden.

Man sieht sie dann „wie kleine Pfeile", die „von außen" kommen und die man mit einem gedachten (also wiederum „materiellen") Schild abwehren kann. Das ist ein wichtiger Vorgang beim Vollzug der erstrebten „Gedankenleere" und nach Sri Aurobindo eine wesentliche Wende im Entwicklungsgang des Yoga. Erreicht ist damit eine Art erster, wenn auch noch nicht vollkommener **Ein-Sicht**.

Immerhin ist man von da an **psychisch absolut unanfechtbar**, wie Sri Aurobindo, der auch den Belastungen von Gefängnissen ausgesetzt war, gut beschreibt.* Die zum Körper und zum Denken prinzipiell wesensfremde Seele,

* Sri Aurobindo sagt, daß er diesen Schritt nie ohne Anleitung (seines Meisters) geschafft hätte. Das ist um so bemerkenswerter, als Sri Aurobindo vielfach als das große Yoga-Talent unseres Jahrhunderts bezeichnet wird.

das eigentliche Ich, wird nicht als unanschaulich dargestellt. Sie hat, obwohl nicht materiell, sogar eine Ausdehnung. Und zwar ist sie so groß wie der zehntausendste Teil einer Haarspitze. „Wenn eine Haarspitze in hundert Teile und jedes dieser Teile in weitere hundert Teile zerlegt wird, dann entspricht eines dieser Teile der Größe der Seele" (Svetasvatara Upanisad 5, 9).

Das ist nun, wie man aus anderen Stellen und auch aus der *Bhagavad-gita* erlesen kann, durchaus nicht symbolisch gemeint. Die „Seele" ist ein realer „spiritueller Funke", der „innerhalb des Herzens schwebt". Dieser Funke breitet sich über den ganzen Körper aus und **ist** das Bewußtsein (also das Unmittelbarste, das wir kennen). Solange sich die Seele mit dem Körperlichen (dem Körper selbst, dem Denken, der Psyche) fälschlicherweise identifiziert, ist das Bewußtsein auch leiderfüllt. Es nimmt „an den Früchten des Körperlichen" – Gier, Zorn, Angst, Schmerz usw. – teil und ist mit diesen durchtränkt.

Sehr schön ein Gleichnis aus den *Veden* und den *Upanisaden,* welches das Bild abrundet: Körper, Denken und Psyche sind ein Baum mit Früchten. Darauf sitzt ein Vogel, der es nicht lassen kann, von diesen Früchten zu genießen. Das ist die Seele, das Ich, das Bewußtsein. Daneben sitzt ein völlig gleichartiger Vogel, der Freund des ersten Vogels; das ist Gott. Er ist nur stiller Beobachter und nimmt am Genuß der Früchte nicht teil.

Wenn der Baum stirbt und keine Früchte mehr liefern kann, erhebt sich der Vogel, der das Ich darstellt, und landet auf einem anderen Baum, um weiterzunaschen. Das ist die Seelenwanderung. Gott, sein Freund, folgt ihm und sieht ihm weiter zu. Er ist dabei „einfach nur Zeuge der Aktivitäten seines Freundes".

Das Gleichnis sagt somit auch aus, daß das Bewußtsein (= das Ich) göttlicher Natur ist (und damit unsterblich). Der Vogel könnte sich zu Lebzeiten des Baumes erheben und wäre frei. Das geht aber nicht so ohne weiteres, denn er glaubt, Teil des Baumes zu sein. Das ist seine „Unwissenheit", der Urgrund allen Leidens – nach dieser Philosophie.

Und noch etwas: Er ist zwar fähig zum Erkenntnisakt, nicht aber zu schöpferischer Aktivität.

Umgekehrt ist der Baum, der hier den anderen, sterblichen Teil unserer Existenz repräsentiert, fähig zu schöpferischer Aktivität. Ihm wieder fehlt die Fähigkeit zur Erkenntnis. Den Lösungsprozeß können also nur Körper und Denken vollziehen. Das, was dabei gelöst wird, ist die Seele, das Bewußtsein. Dem gelösten Bewußtsein eröffnet sich die ungeahnte Dimension der wahren

Erkenntnis, die auch in der nun erlebten Gottnähe (seines „Freundes“) besteht.

Es mag schwierig sein, sich vorzustellen, daß solches schon zu Lebzeiten möglich ist, nämlich ohne daß Prakrti (das Körperliche) stirbt. Der Vollzug ist auch selten genug, und man muß an Phänomene wie etwa die recht gut belegte *Bilocation* eines Pater Pio denken, welcher „sich“ in Neapel befand, um eine Heilung zu vollziehen, zugleich aber in San Giovanni Rotundo (bei Foggia) nicht vermißt wurde. Es gibt eine kleine Reihe ähnlicher, in der wissenschaftlichen Parapsychologie echt diskutierter, weil zu gut belegter Fälle.

Nun kann man sich des Eindrucks nicht erwehren, daß gerade diese seltenen, aber eben doch vorkommenden Phänomene sich mit Hilfe der Lehre vom Sein (der *Ontologie*) dieser jahrtausendealten Sankhya-Philosophie – nehmen wir einmal an, es stimmt – zufriedenstellend und auch relativ zwanglos erklären lassen. Dementsprechend Prabhupada: „Mystiker, die im Yoga fortgeschritten sind, können die Zeit und den Ort vorbereiten, wann und wo sie den Körper verlassen.“ Damit ist unter anderem nicht weniger gemeint, als wann und wo sie (auf natürliche Art!) sterben wollen.

Die Methodik

Die Methodik auf dem Weg zur Erlösung durch Yoga ist in den Lehrsätzen des Patanjali, den *Yoga-Sutren* (*Sutra* = „Leitfaden“), festgehalten. Man weiß wenig über Patanjali, nimmt aber an, daß er im 4. Jahrhundert nach Christus in Indien gelebt hat und von Beruf auch Arzt war, denn er beschäftigte sich sehr mit den gesundheitlichen Aspekten des Yoga.

Die Schritte zur **Erlösung von Leid** sind durch Übung von Körper (Sitzarten, Atemregulierung) und Denken (Beherrschung der Sinne, Meditation) erreichbar. Wie beim autogenen Training gibt es Stufen *(Glieder)* des Yoga, die, in der richtigen Reihenfolge gesetzt, aufeinander aufbauen.

Yama

Die erste Stufe (*Yama* = Zügel) umfaßt die 5 **äußeren** Gebote, die jeder, der den Weg des Yoga beschreiten will, von vornherein beachten sollte: nicht töten, nicht lügen, nicht stehlen, nicht unkeusch sein, nicht nach Besitz streben.

In die Forderung des Nichttötendürfens ist der Verzicht auf Fleisch, Fisch, Eier usw. miteinbezogen. Die Ernährung soll *lactovegetabil* sein. Nach den verwickelten Gesetzen des *Karma* ist es gleichgültig, ob man ein Tier selbst tötet oder – durch Beeinflussung der Marktlage – töten läßt. Die Ernährung eines angehenden Yogi soll dem *Satva Guna* (der gottgefälligen Verhaltensweise) entsprechen. Sie heißt *Satvik*. Übrigens eine ausgesprochene Vollwertkost. Ebenso sind auch Alkoholgenuß und Tabakrauchen verboten. Sie würden der allmählichen Selbsttötung entsprechen. Wie Dr. G. Skreiner in bezug auf das Rauchen sagt: „Selbstmord auf Raten". Das alles wird nicht überall so genau genommen; allerdings ist das dann verstümmelter Yoga. Thakar Singh nimmt niemand an, der nicht von vornherein dem Fleischgenuß, dem Rauchen und dem Trinken abgeschworen hat.

Wo Coué und autogenes Training therapeutisch ansetzen, nämlich einem Menschen beim Loskommen von Genußgiften Hilfestellung zu leisten, gilt das Losgekommensein von Genußgiften beim eigentlichen Yoga als Voraussetzung.

Niyama

Die zweite Stufe *(Niyama)* umfaßt die 5 **inneren** Gebote. Sie besteht in Reinigungsvorschriften, Bescheidenheit, Genügsamkeit, Rezitation von reinigenden Sprüchen und Gottergebenheit. Mit der Gottergebenheit erst ist man *„Munih"*, von Prabhupada als „Transzendentalist" übersetzt, und für den weiteren Yoga geeignet.

Bhagavad-gita 5, 29: „Die Weisen, die Mich als das endgültige Ziel aller Opfer und Bußen (der Yoga-Übungen) kennen ... erlangen Frieden von den Qualen des materiellen Daseins."

Yoga-Übungen ohne diese Verankerung in der Transzendenz durch **Gottergebenheit** sind „kindische Spielereien" (Prabhupada). Auf sich allein gestellt, nicht einmal die empfehlenswertesten Gymnastikformen. Der interessierte Leser wird das überdenken.

Asana

Die dritte Stufe beinhaltet den *Asana* in seinen verschiedenen Formen. Das sind Haltungen, in denen man „verbleibt" oder „verharrt", was einer der Wortbedeutungen von „Asana" entspricht. Insbesondere der *Hatha-Yoga*, „die Yogi-Philosophie des körperlichen Wohlbefindens" (Yogi Ramacharaka), beschäftigt sich damit. Zusammen mit der vierten Stufe, dem *Pranayama* (Atemregelung), wird der Asana auch zu eigentlichen therapeutischen Zwecken eingesetzt.

„Hatha" heißt „Kraft", und „Hatha-Yoga" wird oft als „gewaltsamer Yoga" übersetzt, als „Yoga gegen den Willen".

Andererseits steht in der 46. Sutra des Patanjali: „Die Körperhaltung beim Asana soll fest und **angenehm** sein." Auch „Asana" selbst bedeutet unter anderem „bequem". Man soll also auf keinen Fall „Hatha" so auslegen, daß man bewußt erzwungene Haltungen einnehmen sollte. Die verschiedenen Asanas sind oft nicht einfach durchzuführen und erfordern ein gewisses Maß an Gelenkigkeit. Aber nicht alle sind kompliziert. Zwei sollen wegen ihrer besonderen Wirksamkeit auf nervöse Störungen hervorgehoben werden. Sie haben auch den Vorteil, daß sie ohne Verrenkungen durchführbar sind:

◆ Die **Totenlage** (Totstellung). „In dieser Lage genießt der Mensch das Höchstmaß an Ruhe" (F. Riemkasten). Die Lage wird auf dem flachen Fußboden ausgeführt, auf dem man lediglich eine Wolldecke ausbreitet. Darauf legt man sich „wie ein Toter": flach auf den Rücken, den Kopf so gerichtet, daß man mit den Augen senkrecht nach oben sehen würde. Die Schultern liegen spannungsfrei auf und sind leicht abgewinkelt, die Hände sollen mit dem Handrükken locker in den Boden fallen, die Handflächen sehen nach oben. Auch die Zunge soll gelockert sein, was bei der richtigen Kopfhaltung automatisch gelingt. Oft verbleibt da und dort ein Muskel verspannt. Nun stellt man sich regelrecht vor, man sei wirklich tot, „besonders" an der verkrampften Stelle. Überraschenderweise lockert sich dann der Muskel. Das entspricht nun durchaus dem Gedankengang Coués, daß man durch gezielte Vorstellung bestimmte Körperpartien entsprechend beeinflussen kann.*
Üblicherweise beginnt man mit der entspannenden „Totstellung" am Brustkorb, bis die Atmung frei und locker ist. Anschließend wird das Augenmerk auf die Bauchmuskulatur gelegt. Erst wenn auch hier ein angenehmes, wärmedurchflutetes Gefühl aufgetreten ist, widmet man sich seinen Gedanken und läßt auch diese „tot" sein. Die Totenlage kann täglich, am besten zur selben Zeit, durchgeführt werden. Sie soll stets ein „bequemes und angenehmes" Gefühl vermitteln.
Dauer: Anfangs 3 Minuten, innerhalb eines Monats Steigerung bis auf 15 Minuten. Die Wirkung ist ausgeprägt gegen nervöse Störungen und vor allem sehr erfrischend.

◆ Die **kosmische Stellung**. Diese hat eine gute antidepressive Wirkung und ist gegen Phasen von Arbeitsunlust und bei

* Die Vorstellung, „tot zu sein", ist keine negative Vorstellung. Negativ wäre die Vorstellung vom Bestehen einer Krankheit, die zum Tode führt.

Initiativverlust als Regenerationsübung geeignet.

Man geht bei der Durchführung von der Totstellung aus. Nur wird der Kopf auf eine Wange gelegt, etwa nach rechts, und derselbe Arm wird in der Schulter so ausgestreckt, daß die Hand möglichst weit weg vom Körper ist, also rechtwinkelig. Dabei liegt die Handfläche am Boden auf (zum Unterschied von der Totenlage, wo die Handflächen nach oben gerichtet sind). Das Gegenbein – hier also das linke – wird in Hüfte und Knie leicht gebeugt, so daß der Fuß in die Kniekehle des rechten Beines gelegt werden kann. Die linke Hand ruht auf dem etwas gebeugten Knie.

Ein Unterschied zur Totenlage ist es auch, daß der Rist des gestreckten Beines, des rechten in unserem Beispiel, nach **innen** gedreht wird (bei der Totenlage fallen beide Füße nach außen).

Dauer der Durchführung: Man beginnt mit 3 Minuten und steigert allmählich auf 10 Minuten.

Die weiteren Stufen (Glieder)

Diese sind das bereits erwähnte *Pranayama*, die Atemregulierung. Wörtlich: den Zügel nun auch an der Atmung ansetzen. Als fünftes Glied folgt *Pratyahara*, wobei das „Zurückziehen der Sinne von den Sinnesobjekten" geübt wird.

Bis hierher geht der „Praktische Yoga", auch *Kriyayoga*. Er stellt, im Vergleich mit dem autogenen Training, eine Art Unterstufe des Gesamt-Yoga dar, und man hört im Osten gelegentlich die Ansicht, daß ein im Berufsleben stehender „westlicher" Mensch es bis hierher bringen könne.

Immerhin, wer an dieser Stufe angelangt ist, klagt sicherlich nicht mehr über nervöse Beschwerden. Das sechste Glied ist *Dharana*, Einsicht und Beherrschung über das Denken. Das ist der Punkt, der von Sri Aurobindo als Erkenntnis der materiellen Natur der Gedanken beschrieben wurde.

Dharana wird auch als „Sammlung, Konzentration" bezeichnet. Das erste Glied der Oberstufe, „Kontemplation" (= vorausahnende **Gesamtsicht**) des Folgenden: *Dhyana*, das ist Meditation im Sinne der reinen inneren Schau, des Bewußtwerdens der Bewußtheit als solcher. Mit anderen Worten: der Seele, des wahren, ungetrübten Ich. An dieser Stelle hat der Mensch dann sich selbst gefunden.

Das letzte Glied ist *Samadhi*. Man kann das nur mehr wörtlich als „Vereinigung, Erfüllung, Vollendung" übersetzen. An dieser Stelle hat der Mensch Gott gefunden, als Freund, der ER ist.

Schlafelixier

eine kleine Stange Zimt dazu

1/2 Stunde vor dem Zu Bett gehen Gläschen

ca 50-100 ml trinken.